Kurt Tepperwein

Das große Buch der Entspannung

Mit ganzheitlichen Übungen stressfrei durch das Jahr

mvgverlag

Bibliografische Information der Deutschen Nationalbibliothek
Die Deutsche Nationalbibliothek verzeichnet diese Publikation in der Deutschen Nationalbibliografie. Detaillierte bibliografische Daten sind im Internet über http://dnb.d-nb.de abrufbar.

Für Fragen und Anregungen
info@mvg-verlag.de

1. Auflage 2021

Türkenstraße 89 80799 München
Tel.: 089 651285-0
Fax: 089 652096

Redaktionelle Mitarbeit: Klaus Jürgen Becker

Redaktion: Andrea Voß, Olching/Esting
Umschlaggestaltung: Manuela Amode
Umschlagabbildung: shutterstock.com/Login
Satz und Layout: Andreas Linnemann, München
Druck: GGP Media GmbH, Pößneck
Printed in Germany

ISBN Print 978-3-7474-0318-1
ISBN E-Book (PDF) 978-3-96121-677-2
ISBN E-Book (EPUB, Mobi) 978-3-96121-678-9

Kurt Tepperwein

Das große Buch der Entspannung

Inhalt

So funktioniert das große Buch der Entspannung

Dieses Buch bietet Ihnen in kalendarischer Form ein kompaktes, in kleine appetitliche Häppchen aufgeteiltes Programm praxiserprobter Tipps und Hilfsmittel gegen den Stress. Wer es nutzt, erarbeitet sich im Laufe eines Jahres durch tägliche kleine Übungen eine wertvolle Anti-Stress-Sammlung und ordnet dabei ganz nebenbei sein gesamtes Leben mental wie äußerlich neu. Er gelangt so zu einer neuen, stressfreieren und erfolgreicheren Lebensanschauung, die ihn von nun an durch sein Leben begleitet. Dabei geht es unter anderem um Themen wie:

- Atemübungen,
- Beziehungstraining,
- das Bewusstsein von Stressfaktoren befreien,
- das Körperbewusstsein harmonisieren,
- das Leben vereinfachen,
- den Körper in Minutenschnelle entspannen,
- Aufmerksamkeitssignale einüben,
- Energieschutz,
- Entstressen des Tagesablaufs,
- ganzheitliches Denken und Leben,
- Gehirnhälftenintegration,
- Geist-Körper-Integration,
- Leben in Einklang mit höheren Prinzipien,
- Optimierung der eigenen Lebensumstände,
- Schulung der inneren und äußeren Sinne,
- Stressoren in Bewusstseinsauslöser verwandeln,
- stressfreie Kommunikation,

- Stressoren erkennen und entmachten,
- unnötige Stressfaktoren vermeiden,
- Visualisierungen.

Wenn man bedenkt, wie viel Krankheit und Fehlverhalten durch Stress entstehen, erweist sich das große Buch der Entspannung als sinnvolle Investition in Ihre Gesundheit und Ihren Erfolg. Der Besuch von regelmäßigen Anti-Stress-Seminaren würde ein Hundertfaches dieses Buches kosten. Zudem gibt es weltweit wohl keinen Kurs, der alle Schwerpunkte dieses Buches in sich vereint. Eigentlich müssten Sie ein Jahr lang verschiedene Kurse bei Top-Dozenten besuchen, um einen vergleichbaren Nutzen zu haben. Hier bekommen Sie quasi alles aus einer Hand. Die »Zutaten« wurden sorgsam ausgewählt und zusammengestellt.

Indem Sie Tag für Tag mit Ihrem Buch der Entspannung arbeiten und insbesondere den »Anti-Stress-Spruch« zu einer Verhaltensänderung nutzen, verwandeln Sie unter dem Druck Ihrer Konzentration und Selbstdisziplin quasi dunkle Kohle in helle Diamanten. Wenn Sie dann nach einem Jahr zurückblicken, werden Sie erkennen, welches innere Juwel Sie geschaffen haben:

Sie haben begonnen, Ihr Leben stressfrei und meisterhaft zu führen, und zwar Tag für Tag!

In diesem Sinne wünsche ich Ihnen mit Ihrem persönlichen Buch der Entspannung ganz viel Freude und Erfolg.

Ihr
Kurt Tepperwein

Wie dieses Buch helfen kann

Sie erhalten mit diesem Buch der Entspannung die Chance, ein Jahr lang Tag für Tag in sehr umfassender Weise an sich zu arbeiten. Dieser Band bietet gegenüber einem Sachbuch wesentliche Vorteile:

Ein Buch lesen Sie einfach. Es gefällt Ihnen oder auch nicht, und die vielen Gedanken sind bereits nach einigen Tagen oder Wochen vergessen. Vorbei ist die Begeisterung, die Sie beim Lesen hatten. In der Regel stellen Sie fest, dass nach einiger Zeit nur ein Teil der Anregungen des Buches umgesetzt werden konnte. Der Alltag holt uns schnell wieder ein, insbesondere wenn wir Bücher wie »Fastfood« konsumieren.

Was das Leben jedoch dauerhaft entstresst, sind neue Gewohnheiten, kleine Anti-Stress-Rituale, die uns durch den Alltag tragen. Doch der Verstand widersetzt sich dem gewöhnlich. Er sucht stets das Neue, ist im wahrsten Sinne des Wortes »neugierig«.

Die kalendarische Form des großen Buches der Entspannung befriedigt den Verstand in seiner Neugier. Weil man jeden Tag eine neue Tagesaufgabe erhält, ist man schon beim Einschlafen gespannt, welche Anti-Stress-Lektion am nächsten Tag warten mag. Zudem werden Sie oft merkwürdige »Zufälle« erleben, Ereignisse, die haargenau zum Thema des jeweiligen Kalendertages passen. Wie kommt dieses kleine Wunder zustande?

Ihr Unterbewusstsein »weiß« bereits am Vortag, welches Thema am nächsten Kalendertag auf Sie zukommt, und hat genug Zeit, die Ereignisse des nächsten Tages für Sie vor- und aufzubereiten. So erhalten Sie quasi »durch magische Hand gesteuert« jeden Tag ein Optimum an Lernchancen und Erkenntnissen. Jeden Tag steht dabei ein ganz bestimmter Anti-Stress-Fokus im Mittelpunkt, z. B.:

- das Leben entstressen,
- den inneren Raum »freischaufeln«,
- Anti-Stress-Techniken aus aller Welt,
- Body Fitness,
- den inneren Raum schützen.

Es sind die kleinen Schritte, die, Tag für Tag getan, das Leben positiv verwandeln. Ein chinesisches Sprichwort sagt: »Der Mensch könnte alles erreichen, hätte er die nötige Beharrlichkeit.« Mithilfe des großen Buches der Entspannung erarbeiten Sie sich Tag für Tag »ein paar Gramm Stressfreiheit«. Am Ende des Jahres kommen so »einige Pfund« an Anti-Stress-Kompetenz zusammen, ein inneres Gewicht, das Ihnen keiner mehr nehmen kann.

»Wer nicht an sich arbeitet, an dem wird gearbeitet!«

Bewusst über das Tagesthema nachdenken

Im großen Buch der Entspannung finden Sie für jeden Kalendertag drei aufeinander abgestimmte Bausteine:

1. Das Tagesthema: Es steht in der Kopfzeile und ist fett geschrieben.
2. Die Kommentierung: Hier finden Sie den Tageskommentar mit Ergänzungen, der Beschreibung von Übungen etc. Diese Texte sind in Normalschrift gehalten.
3. Die Tagesaufgabe: Hier steht der Anti-Stress-Spruch, in der Regel ein verkürzter Tipp oder eine zusammengefasste Übung, alles ist kursiv geschrieben.

Beginnen Sie mit dem Tagesthema. Lesen Sie den Text bewusst durch und prüfen Sie, ob Sie das Tagesthema zur Kontemplation einlädt. Betrachten Sie beispielsweise die Kopfzeile für den 1. Januar.

»Indem ich äußerlich Ordnung schaffe, ordnet sich auch mein Innenleben.«

Jeder Text, der sich für eine Kontemplation eignet, sollte auf drei Ebenen betrachtet werden:

- im allgemein Gültigen,
- im individuellen Bewusstsein,
- in der persönlichen Umsetzung.

Ihr höheres Selbst ist gerne bereit, Ihnen für alle drei Ebenen angemessene Anregungen zu geben. Das höhere Selbst (Überbewusstsein) ist der Teil von Ihnen, der über das Tagesbewusstsein hinausgeht. Er meldet sich über Ihre Intuition. Beginnen Sie beispielsweise mit der allgemein gültigen Ebene:

**»Indem ich äußerlich Ordnung schaffe,
ordnet sich auch mein Innenleben.«**

Welche äußere Sache könnten Sie in Ordnung bringen? Und warum haben Sie es nicht schon lange getan? Vielleicht werden Ihnen Glaubenssätze bewusst, die bisher Ihre Ordnungsliebe behindert haben:

- »Ich habe keine Zeit zum Aufräumen!«
- »Wer Ordnung hält, ist nur zu faul zum Suchen!«
- »Das Genie beherrscht das Chaos.«
- »Lieber schlampig und gesund als ordentlich und krank.«
- ...

Dieses Tagesthema beinhaltet die Aufforderung, Ihr (Außen- und Innen-)Leben in Ordnung zu bringen, also eine neue, positive »Lebens-Einstellung« zu begründen. Bewegen Sie den Satz weiter in Ihrem Herzen und richten Sie ihn nun auf die zweite Ebene und damit auf Sie selbst:

- »Wo kann und sollte ich etwas ordnen?«
- »Welche Lebenssituationen muss ich in Ordnung bringen?«
- »Was bedeutet es für mich, geordneter zu leben?«

Vielleicht fällt Ihnen in diesem Zusammenhang ein, dass das griechische Wort Kosmos gleichbedeutend mit Ordnung ist, dass Sie diese Ordnung im ganzen Weltall finden, in der Bewegung der Planeten ebenso wie im Atom – also auch in Ihnen selbst. Vielleicht erinnern Sie sich daran, dass Krankheit, Disharmonie und Unbehagen nichts anderes sind als Unordnung und fehlende Disorganisation. Sie studieren und befolgen die »geistigen Gesetze« und ihre Ordnung. Machen Sie sich bewusst, wo Ihr Leben in Ordnung ist und wo Chaos herrscht. Folgende Stichworte helfen Ihnen beim Nachdenken:

- Autonomie
- Beruf
- Beziehungen
- Familie
- Gesundheit
- Lebenskompetenz
- Lebenssinn
- Sexualität
- Spiritualität

Bei dieser Gelegenheit erkennen Sie, was Sie ganz konkret im Außen und Innen in Ordnung bringen möchten.

So kommen Sie zur dritten Ebene, der praktischen Umsetzung. Wenn Sie gründlich arbeiten wollen, sollten Sie sich über die Tagesübung hinaus auch noch die eine oder andere zusätzliche Aufgabe stellen. Fragen Sie sich dazu: »Wie kann ich heute ganz konkret mein Leben äußerlich und innerlich ordnen?«, »Was empfinde ich derzeit als den größten Mangel an Ordnung?«, »Welche Anforderungen und Chancen präsentiert mir das Leben derzeit?«. Bei der Beantwortung helfen Ihnen auch »Indizien« wie ausstehende Telefonate, unbezahlte Rechnungen, unerfreuliche Begegnungen, unerfüllte Wünsche etc.

- »Entspricht meine materielle/finanzielle Lage meinem Potenzial?«
- »Ist mein Beruf meine Berufung? Wenn nicht, warum nicht?«
- »Ist meine Sexualität erfüllend? Was könnte besser sein?«
- »Sind meine Beziehungen optimal? Was könnte ich verbessern?«
- »Lebe ich nach meinem Glauben?«

Nehmen Sie sich dann eine Sache vor, die Sie zusätzlich zur Tagesaufgabe umsetzen. Dies kann sein:

- Einen guten Freund anrufen und mit ihm ein klärendes Gespräch führen.
- Zum eigenen Arbeitsplatz eine positivere Einstellung gewinnen oder sich nach einer neuen Position umschauen.
- Materielle/finanzielle Schwierigkeiten einer Lösung zuführen. Gibt es Möglichkeiten für einen Zusatzverdienst? Welche Ausgaben sind überflüssig?
- Einer erfüllenden Sexualität einen Schritt näher kommen. »Bin ich beim Sex verkrampft, im Leistungsdenken verhaftet?« Vielleicht möchten Sie mit Ihrem Partner ein Tantrabuch durcharbeiten?
- Fehlt Ihnen der richtige Partner? Wenn ja, gehen Sie noch heute den ersten Schritt, um dem richtigen Lebenspartner zu begegnen. Wenn Sie bereits zu zweit sind, senden Sie Ihrem Partner liebevolle Gedanken und zeigen Sie ihm, dass Sie ihn lieben, sodass Sie die Schönheit des Miteinanders wieder neu »ent-decken« können.
- Wie ist Ihre Beziehung zur universellen Energie? Wie lässt sich die spirituelle Rückverbindung zur universellen Quelle verbessern? Gebet, Meditation oder auch

ein Leben nach den geistigen Gesetzen kann Ihrem neuen Verständnis Ausdruck verleihen. Auch hier handelt es sich um eine Liebesbeziehung, die, wie eine weltliche Partnerschaft, ständig positive Aufmerksamkeit beansprucht.

Nach Ihrer Kontemplation gehen Sie gestärkt in den Tag. Erledigen Sie, was Sie sich vorgenommen haben. Bewegen Sie das Tagesthema den ganzen Tag über im Herzen. Am Abend, wenn der Tag vorübergezogen ist, nehmen Sie sich das Thema noch einmal vor. Lassen Sie vor Ihrem geistigen Auge den Tag noch einmal Revue passieren:

- »Wo ist es mir gelungen, den Tag zu ordnen?«
- »Wo war ich festgefahren oder kam nicht weiter?«
- »Wie hätte ich im Idealfall handeln können?«

Erleben Sie den gesamten Tagesablauf gedanklich noch einmal. Szenen, die nicht optimal gelaufen sind, ersetzen Sie durch neue, in denen Sie nach Ihren Idealvorstellungen handeln. Dabei prägt sich das stimmige Verhalten in Ihr Unterbewusstsein* ein.

Am nächsten Morgen nehmen Sie sich das Thema des nächsten Tages auf die gleiche Weise vor und überprüfen, ob es zum Kontemplieren einlädt.

---

* Das Unterbewusstsein ist der Teil in uns, der unterhalb des Tagesbewusstseins liegt. Es besteht aus gespeicherten Eindrücken, Verhaltensweisen und Analogien und ist insbesondere über Bilder und Wiederholungen erreichbar. Das Unterbewusstsein spricht in Träumen, Fantasiereisen und im Bilderleben zu uns. Laut C. G. Jung steht das individuelle Unterbewusstsein auch mit dem kollektiven Unbewussten der Menschheit und den in ihm aufbewahrten Urbildern der Psyche, den Archetypen, in Verbindung. Für das Gelingen des Lebens ist ein beständiger und liebevoller Kontakt zwischen Unterbewusstsein, Überbewusstsein und Tagesbewusstsein hilfreich. Dieser Kontakt wird beispielsweise durch die Arbeit mit dem Buch der Entspannung gefördert.

Den Tageskommentar nutzen

Der Kommentar des Tages steht jeweils in der Mitte der Seite. Er enthält Ergänzungen, Interpretationen, Gedanken, Handlungsaufforderungen oder auch ganz konkrete Atem- und Entspannungsübungen.

Der Kommentar gibt gelegentlich auch Impulse, Anregungen und Hoffnungen. In diesem Fall versteht er sich als Ergänzung zum Tagesthema und dient einem erweiterten Verständnis der Tagesenergie bzw. als Hinführung zur Tagesübung.

Bewusst wurden die Texte in einer Intensität und Dichte gehalten, die zu mehrmaligem Lesen einladen. In einem »normalen« Sachbuch wäre es kaum möglich, so komprimiert zu schreiben, da dies den Lesefluss bremsen würde. Das große Buch der Entspannung bietet Ihnen – im Gegensatz zu einem »Lesebuch« – die Chance, tiefgründiges Denken und folgenreiches Handeln anzuregen. Dadurch wird die Gefahr vermieden, über wertvolle Zeilen allzu schnell hinwegzulesen.

Manchmal lädt auch der Tageskommentar zu einer umfassenden Kontemplation ein. Auch hier kann der 1. Januar als Beispiel dienen. Sie lesen dort als Kommentar des Tages:

> »Innen und außen sind nur scheinbar getrennt. Sie sind wie zwei gegeneinandergestellte Spiegel, auch wenn es Menschen gibt, auf die die Aussage ›außen hui, innen pfui‹ oder ihr Gegenteil zutrifft. Lange Zeit waren Innen- und Außenwelt künstlich aufgespalten. Da gab es einerseits die Mönche, die sich zurückgezogen im Kloster auf die innere Ordnung besannen, und andererseits die Könige und Herrscher, die

die Außenwelt regierten. Heute, im Zeitalter der Synthese, müssen wir Innen- und Außenwelt wieder zusammenbringen. Dies hebt unsere Gespaltenheit auf. Dies beseitigt unseren ›inneren Stress‹. Dies bringt uns wirklichen Erfolg!«

Der Kommentar gibt in diesem Fall tiefer gehende Hinweise darauf, wie man »innen und außen Ordnung schafft«, er ist hier quasi ein Erfüllungsgehilfe des Anti-Stress-Spruches. In unserem Beispiel heißt das, dass das Sinnbild von innerer und äußerer Ordnung weiter ausgeführt wird. Die Analogie der Spiegel wird in die Alltagsbewältigung übersetzt: »Nehmen wir an, innen und außen wären tatsächlich wie zwei sich gegenüberstehende Spiegel. Indem Sie also Ihr Innenleben bereinigen, verändert sich automatisch Ihre Außenwelt. Und indem Sie im Außen die Dinge in Ordnung bringen, hat dies gleichzeitig eine positive Wirkung auf Ihr Innenleben. Wenn ich schlafe, träume ich von inneren Personen und Handlungen. Bin ich wach, nehme ich ›äußere‹ Menschen, Tiere und Geschehnisse wahr. Kann es sein, dass ich ein Vermittler bin, dass ich ›im Auftrag beider Welten‹ agiere, um Ordnung zu bringen?«

Schauen wir uns die Schöpfung an, dann sehen wir überall eine wunderbare Ordnung: im Atom, in der Gestalt einer Butterblume, in der Entstehung der Galaxien. Wie kommt diese Ordnung zustande? Es ist ein geistiges Ordnungssystem, das in der physischen Welt abgebildet wird.

Der Kommentar bietet hier im ersten Satz die Erkenntnis, dass es beides gibt, Innen- und Außenwelt, und dass wir sie zusammenbringen können und müssen: »Innen und außen sind nur scheinbar getrennt.«

Der zweite Satz bringt es auf den Punkt: »Sie sind wie zwei gegeneinandergestellte Spiegel.« Ein Spiegel kann seine Aufgabe aber nur erfüllen, wenn er geputzt ist, wenn die Dinge aus dem Weg geräumt sind, die einer klaren Spiegelung im Wege stehen, insbesondere das Abweichen von der göttlichen Ordnung.

Kaum ein Mensch ist in seiner Mitte, daraus resultiert der Stress. Die einen hängen in der Innenwelt fest und vernachlässigen die Außenwelt, die anderen leben umgekehrt. Beide Menschentypen erkennen nicht, dass sie nur halb leben. Darauf weist die nächste Passage des Kommentars hin:

»..., auch wenn es Menschen gibt, auf die die Aussage ›außen hui, innen pfui‹ oder ihr Gegenteil zutrifft. Lange Zeit waren Innen- und Außenwelt künstlich aufgespalten. Da gab es einerseits die Mönche, die sich zurückgezogen im Kloster auf die innere Ordnung besannen, und andererseits die Könige und Herrscher, die die Außenwelt regierten.«

Was aber ist die eigentliche Aufgabe, damit die Ordnung wiederhergestellt werden kann? Darauf präsentiert der nächste Abschnitt eine Antwort:

»Heute, im Zeitalter der Synthese, müssen wir Innen- und Außenwelt wieder zusammenbringen. Dies hebt unsere Gespaltenheit auf. Dies beseitigt unseren ›inneren Stress‹. Dies bringt uns wirklichen Erfolg!«

Im Klartext heißt dies: Erfolg entsteht, wenn Sie Innen- und Außenwelt verbinden. Dann »folgen« Ihnen die Dinge. Es geht also nicht darum, den Spiegel zu manipulieren. Dadurch ändert er sich nicht. Doch sobald Sie sich selber ändern, verändert sich auch Ihr Spiegelbild. Dafür ist es durchaus sinnvoll, im Außen zu beginnen, dort, wo Sie derzeit stehen, in Ihrem aktuellen Leben.

Nicht jeder Tageskommentar lädt in gleichem Umfang zur Kontemplation ein. Und doch sollten Sie ihn gleichsam als Ihre »Tagesration« nutzen, ihn auspressen wie eine Zitrone. Am besten tun Sie dies, indem Sie gerade die inhaltsreichen Tageskommentare immer wieder lesen und sich fragen:

- »Was ist mit diesem Tageskommentar genau gemeint?«
- »Was bedeutet dieser Tageskommentar für das Leben?«
- »Was bedeutet dieser Tageskommentar für MEIN Leben?«

Wenn Sie so vorgehen, ziehen Sie aus dem Tageskommentar theoretischen und praktischen Nutzen. Sie üben sich darin, Wissen konkret auf Ihre Lebensumstände zu beziehen, um »stressfrei in Ordnung zu kommen«. Wichtiger als die tägliche Kontemplation ist allerdings die konkrete Umsetzung. Denn:

Es gibt nichts Gutes, außer man tut es!
(Erich Kästner)

Die Tagesaufgabe erfüllen

Die Tagesaufgabe finden Sie am Ende jeder Seite. Sie lautet beispielsweise für den 1. Januar:

> *»Heute will ich ganz bewusst eine äußere Sache, die bisher ungeordnet war, in Ordnung bringen!«*

Die Tagesaufgabe präsentiert sich erst einmal als Vorsatz. Sie sollten sich diesen Vorsatz einprägen und ihn immer wieder zum Leitmotto Ihres Handelns machen. Vielleicht gibt Ihnen die Tagesaufgabe des 1. Januar den Impuls, Ihren Schreibtisch aufzuräumen, die Ablage zu ordnen oder Ihre Adressendatei auf den neuesten Stand zu bringen. Setzen Sie diese Anregungen um und nutzen Sie auch die Zufälle des Tages bewusst, um sich und die Dinge um Sie herum »in Ordnung zu bringen«. Oftmals finden Sie im Tageskommentar eine Anleitung für die konkrete Ausführung der Tagesaufgabe. Auf jeden Fall geht es hier um das Handeln.

Hilfreich ist es, wenn Sie morgens direkt nach dem Aufstehen die Bewältigung der Tagesaufgabe mental »vorauserleben«. Dies bedeutet, dass Sie sich gedanklich ganz genau vorstellen, wie Sie die Tagesaufgabe erledigen.

> *»Heute will ich ganz bewusst eine äußere Sache, die bisher ungeordnet war, in Ordnung bringen!«*

Also stellen Sie sich vor, wie Sie zum Beispiel den Schreibtisch aufräumen, und tun dies später tatsächlich.

Am Tagesende lassen Sie, wie erwähnt, den Tag vor Ihrem geistigen Auge noch einmal vorüberziehen. Fragen Sie sich, ob Sie Ihre Tagesaufgabe erfüllt haben. Ist dies nicht oder nur teilweise der Fall, stellen Sie sich vor, wie Sie GÜNSTIGSTENFALLS hätten handeln können. Durch dieses »mentale Umerleben« wird das richtige Verhalten im Unterbewusstsein verankert.

Manchmal enthält die Tagesaufgabe auch eine innere Bewusstseinsübung, eine Meditation, eine Konzentrationsübung oder ein Gebet. Auch in dem Fall räumen Sie bitte der Tagesaufgabe den ihr gebührenden Platz und Zeitraum ein. Viele Tagesaufgaben erledigen Sie am besten direkt nach dem Aufstehen. So schaffen Sie sich bereits am frühen Morgen freie Bahn für einen sinnerfüllten und erfolgreichen Tag und für ein sinnerfülltes und erfolgreiches Leben.

Unter den Tagesaufgaben und Tagesritualen gibt es auch einige, deren Erledigung Wochen dauert, z.B. das Zusammensetzen eines Puzzles. In diesem Fall betrachten Sie die Tagesaufgabe am besten als Anregung und entscheiden selbst, ob Sie die Tagesaufgabe oder das Tagesritual von nun an täglich durchführen wollen oder es ganz lassen möchten. Wenn es sich um Einmalaufgaben handelt, sollten Sie sie allerdings zügig umsetzen.

Da es für viele der vorliegenden Übungen zeitliche Vorgaben gibt, empfiehlt sich der Einsatz eines Küchenweckers. Diese Wecker sind in jedem Haushaltswarengeschäft erhältlich. Ihre Meditationen unterstützen Sie bei Bedarf mit Ohropax und Schlafhilfemasken, wie sie die Fluggesellschaften bei Langstreckenflügen ausgeben. So gelingt eine optimale Abschottung vom Lärm und der Hektik der Welt. Für einige der Übungen benötigen Sie eine Decke oder Yogamatte und zwei Tennisbälle.

Wie man sich Lösungen aus dem Überbewusstsein »einfallen lässt« und sie sich bewusst macht

Schritt 1:
»Ich mache mir die Tatsache bewusst, dass die Lösung für meine Aufgabe, die richtige Entscheidung, die Antwort auf die Frage bzw. die Tagesthematik im Buch bereits existiert und nur auf meine Bereitschaft wartet, sie in mein Bewusstsein treten zu lassen.«

Schritt 2:
»Ich stelle nun meine Frage ganz präzise und wiederhole meinen Wunsch mehrmals. Ich formuliere dabei so einfach wie möglich, aber unmissverständlich. Damit wähle ich aus den allumfassenden Möglichkeiten die Information aus, die ich derzeit brauche.«

Schritt 3:
»Ich erfülle mein Bewusstsein mit dem Glauben, dass mich damit die Antwort sicher erreicht und ich sie auch wahrnehme. Diese Überzeugung ist eine bestimmte energetische Schwingung, die das Geglaubte und nur das unweigerlich anzieht. Was ich nicht glauben kann, kann ich auch nicht wahrnehmen. Ich kann mich mit der Vorstellung erfüllen, dass mich die Antwort zu einer bestimmten Zeit erreicht oder nach einem bestimmten Empfangsritual, z.B. am nächsten Morgen, sobald ich den Kalenderspruch gelesen habe und den ersten Schluck Tee trinke – oder sofort, sobald ich einen bestimmten Auslöser betätige. Ich schaffe mir dazu ein

bestimmtes Empfangsritual und mache mich so empfangsbereit. Das Ganze kann ich auch abends vor dem Schlafengehen mental vorauserleben.«

Zur Erinnerung: »Den Seinen gibt's der Herr im Schlaf!«

Ich weiß, dass das Ergebnis als Bild, Stimme, Symbol, Gefühl, als »Innere Gewissheit« in mein Bewusstsein treten kann. Auch als Idee, Impuls, Chance, Zufall usw. Ich mache mich also auf ALLEN Frequenzen empfangsbereit oder bestimme eine bestimmte Frequenz, auf die ich mich einstelle.

Januar

Von »Äusserlich Ordnung schaffen« bis »Das Prinzip der Gegensätze«

1

Indem ich äußerlich Ordnung schaffe, ordnet sich auch mein Innenleben

Innen und außen sind nur scheinbar getrennt. Sie sind wie zwei gegeneinandergestellte Spiegel, auch wenn es Menschen gibt, auf die die Aussage »außen hui, innen pfui« oder ihr Gegenteil zutrifft. Lange Zeit waren Innen- und Außenwelt künstlich aufgespalten. Da gab es einerseits die Mönche, die sich zurückgezogen im Kloster auf die innere Ordnung besannen, und andererseits die Könige und Herrscher, die die Außenwelt regierten. Heute, im Zeitalter der Synthese, müssen wir Innen- und Außenwelt wieder zusammenbringen. Dies hebt unsere Gespaltenheit auf. Dies beseitigt unseren »inneren Stress«. Dies bringt uns wirklichen Erfolg!

Heute will ich ganz bewusst eine äußere Sache, die bisher ungeordnet war, in Ordnung bringen!

2

Alles Geniale ist immer einfach

Der Mensch gelangt vom Primitiven über das Komplizierte zum Einfachen. Er baut ein Kanu, erfindet irgendwann das Motorboot und landet beim Surfbrett. Es ist also das Einfache, das sich durch seine Genialität auszeichnet. Leider sind wir in unserer Welt darauf trainiert, dass Lösungen, Entscheidungsprozesse, Lebensabläufe kompliziert gehalten sein müssen. Doch dies ist nur ein Zeichen dafür, dass wir noch nicht zu unserer Genialität durchgedrungen sind.

Wann immer ein Problem vor Ihnen steht, halten Sie inne, gehen Sie in die Stille und lassen Sie sich eine einfache, geniale Lösung einfallen. KISS = keep it simple stupid (»halten Sie die Dinge einfach«) – und Ihr Leben wird einfach genial.

Heute lasse ich alle Kompliziertheit los und finde für meine Aufgaben und Herausforderungen einfache, aber geniale Lösungen.

3

Feind erkannt – Feind gebannt

Oftmals fühlen wir uns in unseren Tagesaktivitäten durch unklare Gedanken und Gefühle behindert, wissen aber gar nicht genau, was uns belastet. Hier hilft der »Entlastungsblitz«. Die Technik ist ganz einfach:

Wann immer Sie sich unwohl fühlen, stellen Sie Ihren Wecker auf drei Minuten und notieren in dieser Zeit alles, was Sie belastet – Gedanken, Gefühle, konkrete Probleme, Lebensumstände. Dann lesen Sie sich die einzelnen Punkte noch einmal durch, zerknüllen die Liste und lassen dabei die Problemthemen bewusst los.

Heute schreibe ich die Dinge, die mich belasten,
auf und lasse sie los.

4

Buch auf den Bauch

Stress und Anspannungen belasten oft unsere Weichteile, gerade den Bauch. Zudem wird unter Stress der Atem flach und hoch. Er erreicht den Bauch nicht mehr. Dadurch sind wir von unserem Vitalitätszentrum abgeschnitten. Nachfolgend eine einfache **Übung**, um den Bauch wieder zu entkrampfen. Hierbei hilft uns das Prinzip der Aufmerksamkeit und unser Atem:

Legen Sie sich auf den Rücken. Platzieren Sie ein kleines, aber schweres Buch auf dem Bauch, beispielsweise von der Größe und dem Gewicht einer Bibel. Beobachten Sie, wie das Buch auf dem Bauch sich mit dem Atem hebt und senkt. Allein durch die Beobachtung entspannen sich die Bauchmuskeln. Erlauben Sie dem Atem, von selbst immer tiefer zu gehen. Wenn sich der Bauch hebt, spüren Sie den Augenblick, an dem die Einatmung in die Ausatmung übergeht. Halten Sie kurz inne und lassen Sie dann den Atem weiterströmen. Etwa fünf Minuten genügen, um Sie wieder fit zu machen.

Heute atme ich auf dem Rücken liegend
mit einem Buch auf dem Bauch. Ich achte darauf,
dass der Atem den Bauch erreicht,
sodass sich das Buch hebt und senkt.

5

Ob das Telefon Zeit frisst oder spart, entscheiden Sie

Vor hundert Jahren gab es noch keine Telekommunikation. Alles musste persönlich erledigt werden. Jedes Gespräch erforderte eine persönliche Begegnung und deshalb viel Zeit. Allerdings sparte man auch Zeit, da man die Begegnungen auf das Wesentliche beschränkte. Inzwischen hat das Telefon unsere Kommunikation vereinfacht. Es verführt jedoch dazu, stundenlang zu reden. Der Arbeitstag verfliegt und man hat nichts erledigt. Entwickeln Sie deshalb ein »Gespür« für längere Telefonate und legen Sie sie bewusst auf das Ende des Tages. Sagen Sie dem Anrufer: »Für unser Gespräch möchte ich mir Zeit nehmen, die ich momentan nicht habe, können wir heute gegen 17.30 Uhr noch einmal telefonieren oder wann wäre es Ihnen recht?« Bei Aufgaben, die eine hohe Konzentration erfordern, schalten Sie den Anrufbeantworter ein und entscheiden Sie, während er läuft, ob Sie das Gespräch annehmen wollen.

Heute telefoniere ich effektiv!

6

Kleine Schritte führen zum Ziel

Zerlegen Sie Ihre Aufgaben in kleine Portionen, die Sie leicht bewältigen können. Dadurch überwinden Sie den Anfangswiderstand, der zu Beginn jedes Projektes stets am größten ist. Wollen Sie Ihre Wohnung oder Ihr Büro aufräumen, nehmen Sie sich zunächst nur eine kleine Schublade vor. Haben Sie einen wichtigen Brief zu schreiben, skizzieren Sie erst einmal nur die Stichworte und erste Formulierungen und lassen den Brief über Nacht liegen. Steht ein schwieriges Gespräch an, vereinbaren Sie einen späteren Termin und bereiten Sie sich im Laufe des Tages gedanklich darauf vor.

Heute zerlege ich meine Aufgaben in kleine,
überschaubare Schritte, die ich dann bewusst einen
nach dem anderen gehe.

7

Durch Routinearbeiten entspannen

Viele Menschen haben Widerstände gegen Routinearbeiten, denn dort fehlt ihnen das Sensationelle. Dabei haben gerade diese Arbeiten einen beruhigenden Einfluss auf Psyche und Geist, wenn man sie bewusst und in Liebe ausführt. Immer wieder auftretende Aufgaben haben aufgrund ihres gleichmäßigen Charakters etwas Entspannendes an sich. Voraussetzung dafür ist jedoch, dass Sie die Bereitschaft entwickeln, Ihre Aufgaben willig anzunehmen, und sie nicht als minderwertig oder als lästigen Zwang betrachten. Ob es ums Fensterputzen, Aufräumen, Kochen, Anstreichen oder die Buchhaltung geht, Sie können all dies aus Ihrer inneren Mitte heraus tun, ohne dabei in Stress zu geraten. Wenn etwas es wert ist, überhaupt getan zu werden, dann verdient es auch, gut getan zu werden – warum nicht auch mit Liebe?

Heute erledige ich meine Routinearbeiten mit Freude und Bewusstheit und nutze sie so gezielt für meine Entspannung und Regeneration.

8

Jede Seele braucht ein ÄUSSERES Asyl

Unsere Seele sehnt sich nach einem Ort, der uns der Alltagsnotwendigkeiten enthebt und an dem sie auftanken kann. Nun liegt nicht jede Wohnung, nicht jeder Arbeitsplatz neben einem Wallfahrtsort oder einer Naturschönheit. Und doch können Sie auch in Ihrer Umgebung eine »Insel des Glücks« finden.

Übung: Erwandern Sie Ihre Umgebung. Begeben Sie sich in die Nähe Ihrer Wohnung bzw. Ihres Arbeitsplatzes und öffnen Sie dabei Ihre Sinne. Sagen Sie sich: »Ich will mich nun für einen Platz meiner Wahl öffnen, ein Asyl für meine Seele, und bitte mein Unterbewusstsein, mir diesen Platz zu zeigen!« Lassen Sie sich von Ihrem inneren Gespür Ihr äußeres Asyl zeigen. Sie werden fühlen, wenn Sie am rechten Ort sind. Dies kann eine kleine Kapelle sein, eine Parkbank, vielleicht auch ein Baum.

Ein weiteres Asyl können Sie in Ihrer Wohnung oder an Ihrem Arbeitsplatz gestalten. Ob es sich um einen »Hausaltar« handelt oder einen Ohrensessel, den Platz neben einer Zimmerpflanze oder dem Fenster, finden Sie auch zu Hause einen geeigneten Zufluchtsort.

Heute finde ich ein äußeres Asyl für meine Seele,
einen Platz zum Auftanken in meiner Nähe und
in meiner Wohnung oder meinem Büro.

9

Jede Seele braucht ein INNERES Asyl

Nicht immer ist das Wetter sonnig, die Umgebung optimal. Doch in unserer Psyche können wir stets Traumwetter haben. Wir können in uns selbst einen inneren Ort einrichten und ihn besuchen, wann immer wir ihn benötigen. Der Schlüssel hierfür liegt in der Imagination.

Übung: Bitten Sie Ihr Unterbewusstsein, Ihnen ein Bild eines Ortes des Auftankens und der Regeneration zu zeigen, einen Platz, wo Ihre Seele sich wohlfühlt und sich ausdehnen kann. Dies kann ein Sandstrand mit Palmen in der Karibik sein, die Spitze eines majestätischen Berges, eine Waldlichtung oder ein keltischer Kraftplatz. Bitten Sie Ihr Unterbewusstsein, Ihnen dieses Bild ganz deutlich zu zeigen. Richten Sie sich an diesem Ort gedanklich ein. Sobald Sie ihn gesehen haben, malen oder zeichnen Sie ihn. Besuchen Sie diesen Zufluchtsort dann mithilfe Ihrer Vorstellungskraft immer wieder – und wenn es nur für eine Minute ist. Betrachten Sie das Bild vor jeder Fantasiereise erneut – so finden Sie leichter in Ihre Innenwelt.

Tipp: Vielleicht fällt Ihnen die Imagination mit einer Schlafhilfemaske leichter.

Heute richte ich mir einen inneren Rückzugsort ein, an dem ich auftanken kann. Ich schaffe mir ein inneres und äußeres Bild von diesem Ort.

10

Antworten Sie auf Hektik mit Ruhe

Ein Zen-Kloster wurde von einem Erdbeben erschüttert. Alle rannten ins Freie, nur der alte Zen-Meister blieb, wo er war, und begann zu meditieren. Nach dem Erdbeben fanden die Schüler ihren Meister noch immer dort vor und fragten ihn, warum er nicht fortgerannt sei. Und der alte Weise antwortete: »Ich bin auch gerannt – aber nach innen!« Normalerweise sind wir es gewohnt, in den Trubel einzustimmen, wenn es hektisch wird. Dadurch verlieren wir die Übersicht und uns selbst. Versuchen Sie es einmal andersherum: Je hektischer es im Außen wird, umso mehr ziehen Sie sich in Ihre innere Ruhe zurück. Dies fällt Ihnen leichter, wenn Sie sich vorstellen, dass Sie in sich selbst, tief in Ihrem Zentrum, einen ruhigen, stillen Raum der Einkehr haben. Nehmen Sie einen tiefen Atemzug, lassen Sie los und spüren Sie Ihr inneres Zentrum, das unbelastet ist vom Lärm der Welt.

Heute übe ich mich darin,
inmitten von Hektik ruhig zu bleiben.

11

Warteschlangen helfen, Ihre Batterien aufzuladen

Immer wieder kommt es vor, dass wir in einer Warteschlange stehen. Oftmals ärgern wir uns, denn wir würden gerne sofort drankommen, um uns danach sofort unserer nächsten Tagesaufgabe zu widmen. Erst wenn wir eine positive Einstellung gegenüber Warteschlangen entwickelt haben, können wir von ihren positiven Seiten profitieren: Man hat endlich Zeit, tief durchzuatmen – zumindest sollte man sich diese Zeit nehmen –, sich auf sich selbst zu besinnen, braucht nichts Besonderes zu tun und niemand kann einen momentan stressen. Wenn wir in der Warteschlange Stress empfinden, machen wir ihn uns nämlich ganz alleine. Statt uns zu ärgern, dass die Warterei so lange dauert, können wir die Zeit auch nutzen, um uns aufzuladen, soziale Kontakte zu knüpfen und anderen Menschen positive Energie und Ermunterung zukommen zu lassen. Die anderen leiden unter dem Warten genauso wie wir – also helfen wir ihnen und damit auch uns und machen aus der Begegnung mit der Warteschlange ein aufbauendes Erlebnis. Ein weiterer Vorteil: Warteschlangen beißen nicht!

Heute will ich Warteschlangen positiv begegnen und sie als Chance nutzen zu zeigen, wer ich bin.

12

Der Wecker ist überflüssig

Viele Menschen tun sich noch die Qual an, sich jeden Morgen vom »Folterinstrument Wecker« aus den schönsten Träumen reißen zu lassen, und fahren dann »weckergeschockt« zur Arbeit. Doch wer sagt, dass Sie sich »von außen« wecken lassen müssen? Ihr Unterbewusstsein verfügt über ein unglaubliches Zeitempfinden. Wenn Sie Ihr Unterbewusstsein bitten, Sie am nächsten Morgen Punkt 6.00 Uhr zu wecken, wird es dies mit einer erstaunlichen Präzision tun. Sagen Sie ihm gedanklich: »Liebes Unterbewusstsein, bitte wecke mich morgen um ... Uhr.« Um den Effekt zu verstärken, stellen Sie sich abends beim Einschlafen noch einmal vor, dass Sie am nächsten Tag pünktlich und frisch zur beabsichtigten Zeit aufwachen. Um auf Nummer sicher zu gehen, können Sie die ersten Male zusätzlich den Wecker auf einige Minuten nach der gewünschten Uhrzeit stellen, aber eigentlich wird dies nicht nötig sein. Viele Anwender der »stressfreien Weckmethode« hören sogar im Traum einen imaginären Klingelton, der sie ermahnt, pünktlich aufzuwachen.

Heute will ich die Weckzeit für den nächsten Tag bewusst in mein Unterbewusstsein einprogrammieren und mich darin üben, auf den Wecker zu verzichten.

13

Patiencen schaffen Ruhe

Manchmal ist man von den vielen Tageseindrücken verwirrt. Der Kopf möchte in Ruhe die Gedanken ordnen. Von Mahatma Gandhi ist bekannt, dass er auf Reisen seinen Webstuhl mitnahm, um immer wieder Geist und Sinne zu »sortieren«. Weben oder Stricken mag durchaus beruhigend sein, doch es liegt sicher nicht jedem, nach Feierabend an einem Teppich oder Pullover zu arbeiten. Es wäre wohl auch sehr aufwändig, seinen Webstuhl oder sein Spinnrad mit aufs Hotelzimmer zu nehmen. Hier eine effektive und »handliche« Methode, um Ordnung in Ihrem Geist und Frieden in Ihrem Gemüt herzustellen:

Übung: Kaufen Sie sich Patience-Karten und legen Sie am Feierabend eine Patience. Dadurch ordnet sich der Verstand und die Dinge kommen wieder ins Lot, unabhängig davon, ob die Patience aufgeht oder nicht. Als Tagesroutine schafft die Patience einen schönen Rahmen. Anleitungen für verschiedene Spielvarianten liegen den Karten meist bei.

Heute probiere ich ein Ritual aus, das den Feierabend einleitet, beispielsweise eine Patience.

14

Durch Puzzles den Blick für Details verbessern

Unsere heutige Zeit verlangt Genauigkeit. Ein kleiner Fehler in der Computereingabe oder gar am Steuer eines Autos kann gewaltigen Schaden anrichten. Genauigkeit, insbesondere beobachtende Unterscheidungskraft, kann man lernen. Die einfachste Möglichkeit dazu bietet ein Puzzle. Indem Sie puzzlen, trainieren Sie ganz nebenbei ganzheitliches Denken und das Integrieren als unzusammenhängend empfundener Lebensfragmente. Jemand, der »puzzled« (engl. »verwirrt«) ist, wird mithilfe eines Puzzles wieder eins mit sich selbst. Die Puzzlesteinchen des Lebens fügen sich wieder zusammen. Indem Sie Tag für Tag einige Minuten an Ihrem Lieblingsbild arbeiten, betreiben Sie gleichzeitig eine Art positives Mentaltraining: Sie beschäftigen sich Tag für Tag mit einem angenehmen Bild, das Sie innerlich verankern. Eine gute Auswahl an Puzzles erhalten Sie beispielsweise in einem guten Spielwarenladen oder über die Puzzleshops im Internet.

Übung: Kaufen Sie sich ein Puzzle mit über 1.000 Teilen und beschäftigen Sie sich jeden Tag nach Feierabend 15 Minuten damit (Wecker stellen).

Heute führe ich ein kleines Ritual durch, das genaues Hinschauen verlangt, beispielsweise ein Puzzle.

15

Das Denken defragmentieren

Unser Gehirn ist es gewohnt, in Fragmenten zu denken. Das liegt daran, dass die Areale für die Verarbeitung der verschiedenen Tageseindrücke, Gedankengänge und Tätigkeiten in unterschiedlichen Regionen unseres Gehirns lokalisiert sind. Wenn wir ganzheitliches Denken lernen wollen, müssen wir uns darin trainieren, die Fragmente zusammenzufügen. Ebenso, wie Ihr Computer eine Defragmentierungsfunktion hat, können Sie auch Ihr Denken defragmentieren.

Eine gute **Übung** dafür besteht darin, aus Illustrierten-Ausschnitten eine Collage zu einem Thema Ihrer Wahl zu basteln, z. B. Liebe, Erfolg etc. Damit können Sie auch Ihren Partner oder einen Geschäftsfreund überraschen. Das Voyager-Tarot von James Wanless basiert übrigens auf solchen Collagen. Ob Sie nun selber eine Collage erstellen und dann betrachten oder eine Collage, z. B. von James Wanless, auf sich wirken lassen – diese Bilder motivieren Ihr Gehirn zur Ganzheitlichkeit, zum »Defragmentieren«.

Heute werde ich mich gedanklich oder praktisch mit einer Collage beschäftigen und dadurch mein Denken defragmentieren.

16

Mit To-do-Listen arbeiten

Für eine stressfreie und erfolgreiche Lebensführung empfehlen Experten, »To-do-Listen« anzulegen und die Tagesaufgaben aufzuschreiben. Drei mögliche Varianten:

1. »Klassische« To-do-Listen: Handelt es sich um mehrere Aufstellungen (z.B. »Einkäufe«, »Telefonate« etc.), sollten sie in einem Schnellhefter zusammengefasst werden, damit nichts verloren geht.
2. »To-do-Karten». Notieren Sie jeden Morgen Ihre Tagesaufgaben auf DIN-A6-Karteikarten. Dringliche Arbeiten schreiben Sie auf rote Karten, weniger eilige auf gelbe und langfristige Projekte auf grüne Karten. Der Vorteil: Wann immer Sie eine Sache erledigt haben, können Sie eine Karte wegwerfen. Ihre Tagesaufgaben und Projekte halten Sie damit immer auf dem neuesten Stand.
3. Manche schwören auf ein kleines Vokabelheft, in dem sie alle zu erledigenden Dinge notieren. »AAA-Prioritäten« werden rot gekennzeichnet, was erledigt ist, wird durchgestrichen. Auf diese Weise behalten Sie den Überblick, ohne zahllose Listen oder Karten anlegen zu müssen.

Jede der Methoden hat Ihre Vorteile. Am besten suchen Sie sich die für Sie stimmigste aus.

Heute lege ich To-do-Listen, -Karten oder ein To-do-Vokabelheft an und arbeite meine Aufgaben im Laufe des Tages entsprechend ab.

17

Bewusstseinssignale setzen (I)

Immer wieder besteht im Tagesgeschehen die Gefahr, »unbewusst« zu werden. Hier helfen sogenannte Bewusstseins-auslöser.

Tipp: Nehmen Sie sich vor, sich zu jeder vollen Stunde bewusst zu machen, wer Sie wirklich sind. Haben Sie keine Uhr im Blick, empfiehlt sich der Einsatz eines Weckers bzw. einer Armbanduhr mit Klingelfunktion.

Heute will ich zu jeder vollen Stunde
Bewusstheit herstellen.

18

Entmüllen

Gerümpel stresst uns unbewusst, es kostet Bewusstseins-Raum. Erziehen Sie sich deshalb immer wieder selbst dazu, sich von Dingen, die Sie nicht mehr brauchen, zu trennen. Kleider, die Sie länger als zwei Jahre nicht angezogen haben, gehören ebenso entsorgt wie alte Schuhe, Akten, Krimskrams und andere Energiefresser. Im Zweifel fragen Sie sich: »Würde ich es bedauern, wenn das, was ich hier gerade in der Hand habe, gestohlen würde?« Altkleider und alte Schuhe können Sie bis zur nächsten Altkleidersammlung bequem in Säcken im Keller lagern. Sperrmüll kann vielerorts zum Wertstoffhof gebracht werden.

Heute entsorge ich Altkleider
und sonstiges Gerümpel.

19

Emotionen durch Musik ausgleichen

Negative Emotionen sind nicht nur belastend, sie berauben uns auch der Schaffenskraft. Je mehr wir versuchen, sie zu verdrängen, umso mehr gären sie in uns.

Tipp: Wenn Sie in negativer Stimmung sind, suchen Sie sich ganz gezielt ein Musikstück heraus. Stellen Sie den Wecker auf 10 bis 15 Minuten. Hören Sie die Musik ganz bewusst, gegebenenfalls mit Kopfhörer und in entsprechender Lautstärke. Vertiefen Sie sich komplett in die Emotion. Ist die Hörzeit abgelaufen, lassen Sie die Emotion ganz gezielt hinter sich. Geeignet sind unter anderem die Kompositionen von Satie (bei Melancholie), die Sinfonien von Gustav Mahler (bei Trauer), die Egmont-Ouvertüre von Beethoven (bei Zorn). Bei Depression Henry Purcells »Love's Goddess Sure was Blind«. Bei Antriebslosigkeit probieren Sie es einmal mit Barockmusik (Bach), und zwar WÄHREND der Arbeit. Weitere, auf die jeweilige Emotion zugeschnittene Musikempfehlungen bieten Bücher wie »Die Geheimnisse großer Musik« von Hal A. Lingerman (Windpferd Verlag, Aitrang) und »Die musikalische Hausapotheke« von Prof. Dr. Christoph Rueger (Ariston Verlag, Zürich).

Heute wähle ich ein Musikstück aus, das meiner momentanen emotionalen Verfassung entspricht, und höre es ganz aufmerksam an. Ich tauche erst ganz ein und steige später bewusst wieder aus.

20

Bewusstseinssignale setzen (II)

Auch äußere Ereignisse können ein Bewusstseinsauslöser für Sie sein. Statt das Telefon als Stresssignal zu interpretieren, können Sie das Läuten auch nutzen, um kurz innezuhalten und sich bewusst zu machen, wer Sie wirklich sind. Weitere mögliche Bewusstseinsauslöser: das Gehen durch eine Tür, das Öffnen einer Tür, das Betreten eines anderen Raumes, der Kontakt mit einem Menschen oder auch das Händeschütteln.

Heute setze ich mir Bewusstseinsmarker und nutze sie, um mir meiner selbst bewusst zu werden.

21

Bewusst, liebevoll, gesund, effektiv und auf Vorrat kochen

Wenn Sie öfter mal gerne kochen, empfehle ich Ihnen, einen Zehn-Liter-Topf zu kaufen. Kochen Sie nicht nur für einen Tag, sondern gleich für sieben Tage. Probieren Sie dazu ein neues Rezept aus einem Kochbuch. Frieren Sie das Essen dann in kleinen hitzebeständigen Portionsschälchen ein. Dies hat mehrere Vorteile: Sie müssen nur einen Kochtag in der Woche einlegen, um nach einiger Zeit täglich eine Auswahl an guten Mahlzeiten zu haben. Da Sie nur ab und zu kochen, können Sie sich dann ausreichend Zeit dafür nehmen, auf die besten Zutaten achten usw. Darüber hinaus ist es z.B. bei einem Vierpersonenhaushalt möglich, dass jeder sein Lieblingsessen bekommt, also ohne Stress vier verschiedene Gerichte aus der Gefriertruhe gezaubert werden können. Zusätzlich zu Ihrer Gefriertruhe benötigen Sie einen Umluftherd, denn so wird die Qualität Ihres Essens besser als in der Mikrowelle. Ersatzweise tut es auch ein Dampfgarer.

Übertragen Sie dieses effektive Vorgehen auch aufs Büro: Organisieren Sie beispielsweise den Essensservice oder Pizzadienst für mehrere Personen oder schlagen Sie in einem kleinen Team den Kollegen vor, dass alle abwechselnd für die ganze Belegschaft zu Hause vorkochen – das Betriebsklima wird es Ihnen danken.

Heute will ich ganz bewusst
und liebevoll auf Vorrat kochen.

22

Überflüssiges loswerden – z. B. bei Internetversteigerungen

Schlank sein heißt, leicht und beweglich zu sein. Dies bezieht sich nicht nur auf den Körper, sondern auch auf die Unternehmens- und Lebenskultur. Wenn Sie »Slim Management« und »schlanke Aufbewahrung« betreiben, können Ihre Energien gut und stressfrei fließen. In jedem Haushalt und in jedem Büro gibt es unnötige Gegenstände, die Sie nicht verschenken oder wegwerfen wollen, weil sie einen gewissen Wert haben, wie z.B. alte Computerbildschirme, Elektrogeräte etc. Sie kosten jedoch Platz, Aufmerksamkeit und stressen unbewusst, da sie im Weg herumstehen. Deshalb sollten sie gegen Entgelt weitergegeben werden. Versteigern Sie diese Dinge doch im Internet, z.B. bei Ebay. Wenn Ihnen das zu aufwändig ist, packen Sie sie einfach in Ihr Auto und bringen Sie alles zu einem sogenannten »Dropshop« (www.drop-shop.de), wo die Sachen für Sie professionell fotografiert und dann versteigert werden. Doch Vorsicht: Bei Billigware sind die Kosten manchmal höher als die Einnahmen. Informieren Sie sich am besten vorab telefonisch.

Heute fahre ich mindestens einen sperrigen, unbrauchbaren Gegenstand zum Dropshop oder versteigere ihn im Internet.

23

Das Verkehrschaos als Chance nutzen

In der Regel haben wir die Tendenz, uns im Verkehrsstau massiv zu ärgern. Wir nehmen auf diesem Weg an einer schleichenden Massenhysterie teil, die uns die Laune verdirbt und Stress und Ärger bringt. Dabei wäre der Stau selbst völlig harmlos. Wir kommen möglicherweise sowieso zu spät. Wenn wir uns ärgern, kommen wir dadurch ja nicht schneller voran. Wir fangen nur an, uns von den anderen und uns selbst abzukapseln und unter dem Stau zu leiden. Doch das muss nicht sein.

Übung: Wenn Sie das nächste Mal im Stau stehen, denken Sie, statt sich zu ärgern: »Andere leiden auch unter dem Stau!« Empfinden Sie Mitgefühl für die anderen Menschen, die ebenfalls gerne weiterkommen würden. Nutzen Sie das Verkehrschaos, um in einer Atemübung den Frust und den Ärger, der im Stau entsteht, einzuatmen und dann aus dem Bild Ihrer inneren Sonne heraus Gelassenheit und Mitgefühl für alle Staubeteiligten auszuatmen, ihnen alles Gute zu wünschen. Sie werden feststellen, dass Ihre Stimmung spürbar steigt – weil Sie gelernt haben, sich widerstandslos dem Unerfreulichen zu öffnen und es im Bewusstsein zu verwandeln.

Heute nutze ich einen Verkehrsstau ganz bewusst, um die Stressenergie in Mitgefühl und Gelassenheit zu verwandeln.

24

Der richtige Platz für Ihr Bett

Viel unnötiger Stress wird durch einen falschen Schlafplatz ausgelöst. Wir verbringen ein Drittel unseres Lebens im Bett, aber wir achten nur selten darauf, ob wir am rechten Ort schlafen. Hier können wir von den frei lebenden Tieren lernen, die ihren Schlafplatz bewusst wählen. Wer auf Wasseradern liegt, wird sich zwangläufig nachts herumwälzen und sollte dringend etwas ändern. Es gibt Menschen, die den richtigen Schlafplatz fühlen können. Vielleicht wissen Sie selbst, wo für Sie der geeignete Platz ist. Andernfalls hilft ein qualifizierter Wünschelrutengänger. Informationen liefert auch die Vereinigung deutscher Rutengänger, die Sie über die Suchmaschinen im Internet finden.

Heute prüfe ich, ob mein Schlafplatz gut für mich ist.

25

Konzentrieren Sie Ihre Gedanken auf einen Punkt

Der Alltag verlangt von uns, dass wir unsere Gedanken und Sinne offenhalten. Doch damit sind wir auch empfänglich für Ablenkungen. Das Umfeld, in dem wir uns bewegen, verändert sich ständig. Um die Konzentration zu wahren, ist es hilfreich, sich immer wieder auf einen Punkt zu fokussieren. Dies kann ein imaginärer Punkt an der Wand oder auf dem PC sein. Auch ein Mandala oder ein farbiger Klebepunkt erfüllen diesen Zweck. Konzentrieren Sie sich immer wieder – beispielsweise für eine Minute – nur auf diesen einen Punkt. In dieser Zeit ist nur dieser Punkt wichtig. Dadurch fokussieren Sie Ihre Energie, werden zentrierter. Indem Sie diese **Übung** wiederholen, lernen Sie, Ihren Gedankenradius nach Belieben auszudehnen und sich selbst (und die anderen) wieder »auf den Punkt« zu bringen.

Heute konzentriere ich mich immer wieder kurzzeitig auf einen Punkt, insbesondere dann, wenn meine Aufmerksamkeit nachzulassen droht.

26

Bewusstseinssignale setzen (III)

Auch Ihre Sprache kann Ihnen als Bewusstseinsauslöser dienen. Wann immer Sie das Wort »ich« aussprechen, sollten Sie sich bewusst machen, wer Sie wirklich sind. Wer ist mit diesem »Ich« gemeint? Natürlich Ihr wahres, vollkommenes Selbst, an das Sie sich mit diesem Wort erinnern sollten. Ein weiterer Bewusstseinsauslöser liegt in einem »Grüß Gott« verborgen – grüßen Sie doch einfach wirklich das Vollkommene im anderen, meinen Sie den Gott im anderen. Auch wenn Sie den Namen des anderen aussprechen, können Sie Bewusstheit damit verbinden. Das wird unter anderem dadurch möglich, dass Sie sich an die ursprüngliche Bedeutung eines Eigennamens erinnern. So könnten Sie bei der Nennung des Namens »Irene« z.B. an die Bedeutung »Friedenskönigin« denken – und sie in dieser Irene auch wirklich sehen. Die Ebene, die Sie im anderen ansprechen, antwortet Ihnen auch. Was die einzelnen Namen bedeuten, erfahren Sie beispielsweise in dem Buch »Die schönsten Vornamen« (Autor: Dietrich Voorgang, Falken-Verlag, Niedernhausen).

Heute erinnere ich mich bei dem Wort »ich« ganz bewusst an meine eigene, wahre Natur und achte auf die ursprüngliche Bedeutung der Namen meiner Mitmenschen.

27

Gönnen Sie den Ohren Frieden

Wenn Sie der Lärm der Welt zu überwältigen droht, sollten Sie immer wieder ganz bewusst die Ohren verschließen und nach innen lauschen. Die einfachste Möglichkeit dafür ist es, für eine Minute oder länger die Daumen in die Ohren zu stecken. Die übrigen Finger legen Sie angewinkelt an die Stirn. Diese Handstellung fördert zudem die Konzentration und die Besinnung auf das Wesentliche. Auch ein Päckchen Ohropax kann Wunder bewirken. Wenn Sie beispielsweise mit öffentlichen Verkehrsmitteln fahren, helfen Ohropax Ihnen, konzentriert zu bleiben. Unbehelligt vom Lärm des Straßenverkehrs besinnen Sie sich auf sich selbst. Imaginieren Sie oder arbeiten Sie an wichtigen Dingen, während Sie ruhig und gelassen zu Ihrem Ziel gebracht werden.

Heute lege ich mehrmals am Tag eine
»Geräuschkulissen-Pause« ein.

28

Klassische Musik bringt Sie wieder ins Lot

Klassische Musik verfügt über eine Struktur, die mit dem »Körperorchester« harmoniert. Mithilfe von klassischer Musik können sogar ganz gezielt seelische Themen bearbeitet werden. Dafür ist es erforderlich, dass Sie sich ganz auf die Musik konzentrieren. Am besten benutzen Sie einen hochwertigen Kopfhörer. Dadurch stellen Sie sicher, dass Sie sich nicht ablenken lassen, und Ihre Mitbewohner werden durch Ihren Musikgenuss nicht gestört. Stellen Sie die Musik ausreichend laut. Versinken Sie ganz in der Musik. Bleiben Sie mit Ihren Gedanken stets bei der Passage, die gerade gespielt wird. Hören Sie die Musik mit dem »Beginners Mind«, also so, als würden Sie das Stück nicht kennen. So vermeiden Sie es, mit den Gedanken vorauszueilen. Wenn Sie dies gezielt tun, entwickeln Sie ganz nebenbei ein »Musikhörbewusstsein«: Sie hören im Laufe der Zeit auch in Gesprächen mit Ihren Mitmenschen »hinter die Worte«, erahnen die Stimmung, die Absicht und den weiteren Verlauf des Gespräches. Sie sind dadurch all jenen, die nur den Worten lauschen, weit voraus.

Heute höre ich (statt Fernsehen oder Popmusik) ganz bewusst klassische Musik, tauche tief in sie ein und lasse mich von ihr nähren.

29

Gute Musik am Morgen vertreibt Kummer und Sorgen

In den ersten Minuten bzw. der ersten Stunde nach dem Erwachen sortiert sich das Körper-Energiesystem und bereitet sich auf den Tag vor. Die Energien sind noch relativ amorph und damit formbar. Durch geeignete Musik beim Aufstehen und Frühstücken bringen Sie sich selbst in positive Morgenstimmung. Hier empfiehlt sich keine hämmernde Pop- und Schlagermusik, sondern gute orchestrale Musik.

Tipp: Pflegen Sie Morgenmusik, die fröhlich, transparent im Aufbau und nicht schwer ist. Vermeiden Sie Dissonanzen und schräge Harmonien. Wählen Sie Musik aus, die ebenso klar und eindeutig ist, wie Sie selbst es den Tag über sein sollen. Ideal sind die Flötenkonzerte von Vivaldi oder Streichermusik von Telemann – diese Stücke sind lebhaft und luftig und laden dazu ein, den neuen Tag zu beginnen. Für die Tagesplanung am frühen Morgen eignen sich: Gitarrenkonzerte von Guilianim, von Vivaldi ein Konzert für Flöte und Piccoloflöte, ein Cembalokonzert von Bach, von Mozart ein Konzert für Flöte, Harfe und Orchester, die Concerti Grossi von Corelli oder von Boccherini die Quintette für Gitarre.

Heute wähle ich ganz bewusst gute Musik
für die erste Stunde des Tages.

30

Meditieren Sie genau dort, wo es am turbulentesten ist

Begeben Sie sich an eine laute Straßenkreuzung, auf einen Marktplatz, in eine Fußgängerpassage. Halten Sie inne und versinken Sie genau an diesem Ort in tiefe Meditation. Erst wird Ihnen das schwer vorkommen – die Ablenkungen sind so groß. Doch wenn Sie sich darin üben und die hektische Atmosphäre etwa zehn Minuten nur wertfrei beobachten, werden Sie erleben, wie eine immer größere Ruhe in Ihnen einkehrt. Wenn es Ihnen gelingt, sogar an einer Straßenkreuzung in die innere Stille zu gehen, werden Sie diese Stille auch an andere hektische Orte mitnehmen können. Dies verschafft Ihnen ein Gefühl der Überlegenheit, wo immer Sie auftreten.

Als unkonventionelles Selbsterfahrungstraining, um den Verstand »verrückt spielen« zu lassen und danach binnen einer Sekunde mit der inneren Stille in Kontakt zu kommen, empfiehlt sich die CD »Meditation of No Mind«, bestellbar über den Buchhandel.

Heute suche ich einen besonders hektischen Ort auf und finde an ihm meine innere Ruhe und Stille.

31

Das Prinzip der Gegensätze

Die ganze Welt besteht aus Gegensätzen: Tag und Nacht, arbeiten und ruhen, denken und handeln, agieren und reagieren. Dieses Gesetz der Gegensätzlichkeit können Sie ganz bewusst zu Ihrem Vorteil nutzen, indem Sie selbst nach dem Prinzip der Gegensätzlichkeit handeln und so »durch den Tag tanzen«. Wenn Sie beispielsweise einen wichtigen Artikel gelesen haben, sind die Gehirnareale, die sich mit Informationsverarbeitung beschäftigen, erst einmal ausgelastet. Statt erschöpft im Sessel zu sitzen, räumen Sie lieber den Schreibtisch auf, putzen Sie, kochen Sie sich einen Kaffee oder rufen Sie einen Geschäftsfreund an. Tun Sie etwas Praktisches. Wenn Ihr Beruf viel Lesearbeit erfordert, wechseln Sie am besten das Thema und das Buch. Sobald Sie eine gewisse Ermüdung spüren, wenden Sie sich einem anderen Lesestoff zu. Den permanenten, spielerischen Wechsel zwischen den einzelnen Gehirnarealen empfindet Ihr Bewusstsein als »Urlaub vom Alltag«.

Heute achte ich ganz bewusst darauf, in meiner Tagesgestaltung gegensätzliche Tätigkeiten aufeinander folgen zu lassen.

Februar

Von »Realistische Etappenziele setzen« bis »Der Zeitgarten«

1

Realistische Etappenziele setzen und verwirklichen

Stress entsteht immer dann, wenn Sie sich mehr vornehmen, als in der zur Verfügung stehenden Zeit zu schaffen ist. Hier gilt es, erst einmal zu lernen, zu überflüssigen oder von außen aufgezwungenen Aufgaben Nein zu sagen. Die zu erledigenden Arbeiten müssen erst strukturiert, d. h. nach Prioritäten geordnet werden. Dann erledigen Sie eine Aufgabe nach der anderen, so als gäbe es nichts Wichtigeres auf der Welt. An die anderen Aufgaben denken Sie erst einmal nicht. Das, was Sie bei flottem, aber stressfreiem Tempo nicht schaffen, muss auf den nächsten Tag verschoben oder nach einer kurzen Pause nachgeholt werden.

Heute arbeite ich ein Etappenziel
nach dem anderen ab, flott, in meiner Mitte ruhend
und ohne in Stress zu geraten.

2

Gespräche bewusst führen

Kaum ein Mensch ist in der Lage, ein Gespräch bewusst zu führen. Statt miteinander zu reden, reden wir aufeinander ein – und der jeweils andere muss es ertragen. Insbesondere Unterhaltungen über Intrigen, Tratsch und dritte, nicht anwesende Personen nehmen einen überdimensional großen Raum in unseren Gesprächen ein. Dies führt zu unnötigem Stress und ermüdet den schöpferischen Geist. Manchmal kommt man sich dann vor wie beim »Barbier von Sevilla«. Doch wie stoppen wir Klatschbasen und Tratschonkels?

Übung: Sobald jemand Ihnen etwas Negatives erzählt oder tratscht, sollten Sie den Betreffenden fragen: »Warum erzählst du mir das eigentlich?« Werden Sie in den Gesprächen mit dem anderen »wesentlich«, sprechen Sie über Ihre gemeinsamen Projekte oder das, was Sie BEIDE berührt. Achten Sie auf den Punkt, an dem Ihnen die Aufmerksamkeit im Gespräch entgleitet. »Führen« Sie das Gespräch mit dem anderen so, dass Sie beide in Kontakt bleiben.

Heute achte ich darauf,
meine Gespräche bewusst zu führen.

3

Sachlich kommunizieren

Alles, was wir sagen, lässt sich in drei Kategorien einteilen:

1. Ich-Botschaften, mit denen wir über uns selber kommunizieren, also unsere eigene Befindlichkeit ausdrücken.
2. Du-Botschaften, mit denen wir ausdrücken, wie wir den anderen erleben.
3. Sach-Botschaften, mit denen wir über Dinge sprechen, ohne dass dabei über persönliche Belange oder Projektionen informiert wird.

Sach-Botschaften eignen sich hervorragend, um ein reibungsloses Miteinander im Berufs- und Privatleben zu fördern, sie sorgen dafür, dass die Dinge »funktionieren«. Beispiel: »Das Finanzamt hat uns wegen der Steuer angemahnt. Wann setzen wir uns zusammen und machen die Steuererklärung?« Wo es um ein reibungsloses Funktionieren geht, ist es wichtig, persönliche Emotionen herauszuhalten. Auch Projektionen und Vorwürfe haben in Sach-Botschaften nichts zu suchen. Bleiben Sie bei der Sache. Dann lässt sich viel erledigen und Sie vermeiden unnötigen Beziehungs-Stress.

Heute spreche ich bewusst in Sach-Botschaften ohne persönliche Anklage oder Befindlichkeitsäußerungen, wenn es um rein sachliche Belange geht.

4

Ich-Botschaften geschickt einsetzen

Kein Mensch ist eine Insel. Jeder steht irgendwo in Bezug zum anderen. So wie Schiffe sich bei schlechter Sicht mit Hornsignalen über ihren jeweiligen Standort informieren, um Kollisionen zu vermeiden, ist es gerade in Beziehungen wichtig, Gefühle und den eigenen Standpunkt klar zu bekunden. Setzen Sie sich deshalb immer wieder mit Ihrem Partner, Freund oder Kollegen zusammen und teilen Sie sich in der Ich-Botschaft mit. Beispiel: »Ich fühle mich wütend, frustriert und enttäuscht, weil ich das Gefühl habe, dass wir von unserem gemeinsamen Kurs abgekommen sind.« Statt: »Du hast die Sache versiebt!« Es kann sinnvoll sein, für Ich-Botschaften einen besonderen Zeitpunkt zu reservieren, bei privaten Themen z.B. vor dem Schlafengehen oder im Büro jeweils am Anfang der Woche. Dadurch wird sichergestellt, dass der Tagesablauf von persönlichen Befindlichkeitsäußerungen möglichst freigehalten wird und reibungsfrei funktioniert.

Heute teile ich in der Ich-Botschaft mit, wie ich mich fühle und wo ich gerade stehe. Dafür suche und finde ich einen angemessenen Zeitpunkt.

5

Du-Botschaften als Geschenk verpackt überreichen

Gerade in zwischenmenschlichen Beziehungen kommen wir nicht darum herum, dem anderen ein Feedback darüber zu geben, wie wir ihn erleben. Da dies nicht immer angenehm ist, sollten wir den anderen fragen, ob es ihm gerade recht ist, so wie wir höflicherweise anklopfen, bevor wir ein Zimmer betreten. Sagen Sie: »Ich möchte mit dir über das Thema Organisation sprechen. Hast du gerade Zeit dafür oder sollen wir einen anderen Zeitpunkt wählen?« Beginnen Sie Ihr Du-Gespräch stets mit etwas Positivem, das Ihnen am anderen aufgefallen ist. Starten Sie mit einem Kompliment, das den Selbstwert des anderen hebt, und verbinden Sie dieses Kompliment dann mit der Überleitung in eine Ich-Botschaft, in der Sie mitteilen, womit Sie Schwierigkeiten haben. Sagen Sie beispielsweise: »Ich freue mich, dass wir immer alles so gut besprechen können, aber bezüglich der Büroablage habe ich ein Problem, das ich noch mit dir besprechen muss.« Sorgen Sie dafür, dass Kritik und Lob stets ausgewogen sind, so vermeiden Sie, dass sich der andere als Verlierer fühlt.

Heute gebe ich meinem Partner, Freund oder Kollegen ein Feedback darüber, wie ich ihn erlebe. Ich tue das in einer Form, die uns beide weiterbringt.

6

Klar formulieren

Wir sind viel zu sehr darauf programmiert, uns gegen das Negative zu wehren, das wir nicht wollen. Dagegen sind wir kaum in der Lage, schlicht und einfach mitzuteilen, was uns glücklich machen würde. Das Unterbewusstsein des anderen versteht jedoch kein Nein. Nur wenn wir deutlich sagen, was wir wollen, haben wir auch eine Chance, genau das zu bekommen. Statt dem anderen vorzuwerfen: »Immer lässt du das Ablagesystem verschludern!« (Negativsuggestion), sagen Sie besser: »Ich wünsche mir, dass wir gemeinsam die Ablage durcharbeiten und einen guten Weg finden, sie übersichtlich zu organisieren. Wann machen wir das?« Die Regel, immer klar zu sagen, was man will, lässt sich übrigens auch im Privatleben anwenden. Dafür müssen wir uns natürlich im Klaren darüber sein, was wir wollen. Deshalb gilt auch hier: »Vor Inbetriebnahme des Mundwerks Gehirn einschalten!«

Heute sage ich, was ich mir vom anderen wünsche, statt mich darüber zu beklagen, was alles nicht in Ordnung ist.

7

Das Verhältnis zu den Eltern bereinigen

Unser Verhältnis zu den Eltern beeinflusst unbewusst unsere Erfolgschancen – und das mehr, als wir vielleicht für möglich halten. Der Familientherapeut Bert Hellinger hat nachgewiesen, dass Menschen mit einer gestörten Elternbeziehung weder in ihren zwischenmenschlichen noch in ihren geschäftlichen Beziehungen Erfolg haben. Diese Menschen lassen sich in zwei Gruppen einordnen: Gruppe eins distanziert sich bewusst von den Eltern (abweisendes Berg-Prinzip), Gruppe zwei lässt sich auch im Erwachsenenalter von den Eltern vereinnahmen (klammerndes Sumpf-Prinzip). In einer reifen Elternbeziehung werden die Eltern einerseits geehrt, während man andererseits die Verantwortung für das eigene Leben übernimmt.

Übung: Stellen Sie sich Ihre Eltern bildhaft vor. Sagen Sie gedanklich zu Ihnen: »Ihr habt mir so viel Gutes getan und dafür danke ich euch. Doch, mit eurem Segen und eurer Hilfe im Rücken gehe ich nun meine eigenen Wege.« Wenn es noch etwas zwischen Ihren Eltern und Ihnen zu klären gibt, tun Sie dies, indem Sie ihnen zum Beispiel einen Brief schreiben. Ob Sie ihn dann abschicken, sollten Sie sich reiflich überlegen. Oft genügt es, sich geistig zu versöhnen.

Heute danke ich meinen Eltern für all das Gute,
das sie mir in meinem Leben getan haben.

8

Eine Bresche in die Unordnung schlagen

Die meisten Menschen werden von dem Chaos in ihrem Leben beherrscht, statt es zu beherrschen. Forschungen haben ergeben, dass die meisten Menschen weit über 10.000 Gegenstände besitzen, die sie täglich »hüten« müssen. Wie der Verband der »anonymen Messies« mitteilt, hat die zwanghafte Anhäufung von Dingen, das äußere Chaos, mit einem inneren Chaos zu tun. Nachfolgend eine Hilfe zum Ordnungschaffen:

Als Erstes machen Sie morgens das Bett und erfreuen sich bewusst an dem schönen und friedvollen Anblick. Dann suchen Sie sich einen kleinen Platz aus, den Sie aufräumen wollen. Dies kann der Schreibtisch, der Kleiderschrank, das Regal oder eine Schublade sein, je nach der zur Verfügung stehenden Zeit. Stellen Sie sich, bevor sie anfangen, vor, wie dieser Platz optimal genutzt und ordentlich aufgeräumt aussieht. Dann räumen Sie alle Sachen auf den Fußboden. Danach putzen Sie die Schublade oder das Schrank- oder Regalfach. Dann nehmen Sie jeden Gegenstand bewusst in die Hand und schauen ihn an. Entscheiden Sie zuerst, ob Sie ihn wegwerfen können. Wenn nicht, finden Sie für ihn einen geeigneten Platz.

Heute fange ich an, mein Ordnungssystem zu verbessern, indem ich einen Platz in meiner Wohnung oder meinem Büro komplett aufräume.

9

Dinge einzeln in die Hand nehmen und entsorgen

Manchmal liegt ein erschreckend hoher Haufen aus wichtigen und unwichtigen Papieren und Gegenständen vor Ihnen, ohne dass Sie wissen, wie Sie damit umgehen sollen. Dabei ist es gerade diese Kombination aus brauchbar und unbrauchbar, wichtig und unwichtig, die den größten unbewussten Stress verursacht. Nachfolgend eine Regel, wie Sie jeden Gegenstand auf Brauchbarkeit überprüfen können:

Nehmen Sie jedes Stück in die Hand und fragen Sie sich:

1. Wann habe ich das zum letzten Mal benutzt?
2. Wie könnte ich den Gegenstand bzw. die Information (falls es sich um Literatur handelt) neu beschaffen und was würde es mich kosten?
3. Wäre ich traurig, wenn ich den Gegenstand verlieren würde oder er gestohlen würde?
4. Wofür brauche ich das?
5. Liegt der Gegenstand an der richtigen Stelle?

Auf diesem Wege kann viel Ballast losgelassen werden und wichtige Dinge erhalten einen besseren Platz.

Heute praktiziere ich das bewusste Wegwerfen, indem ich einen Gegenstand nach dem anderen einzeln in die Hand nehme und gegebenenfalls entsorge.

10

Entrümpeln – die Sechs-Kisten-Methode

Bevor Sie mit dem Entrümpeln beginnen, stellen Sie sechs Kisten vor sich hin, in die Sie die Gegenstände sortieren können. Beschriften Sie sie folgendermaßen:

Kiste 1: Wegwerfen
Kiste 2: Verschenken/Spenden
Kiste 3: Verkaufen (Ebay/Dropshop)
Kiste 4: Lagern (Keller oder Speicher)
Kiste 5: Wichtig, gehört zu mir
Kiste 6: »?«

Wichtig ist es, jeden Gegenstand nur einmal in die Hand zu nehmen und dann zu entscheiden. Verpacken Sie Altkleider etc. in Säcken. Nutzen Sie die Geschenke-Kiste nicht nur zu Weihnachten, bei Geburtstagen oder Einladungen, sondern auch, um Ihren Nachbarn eine Freude zu machen. Die Kiste mit dem Fragezeichen ist für Gegenstände gedacht, bei denen Sie nicht wissen, wie Sie mit ihnen umgehen sollen. Sie sollte jeden Monat neu entrümpelt werden.

Heute lagere ich Unwichtiges in Kisten aus und gewinne so Platz für das Wesentliche.

11

Die Wohnung oder das Büro mit den Augen eines anderen sehen und aufräumen

Es ist schon fast ein Wunder, wie leicht man gemeinsam mit einem anderen Menschen aufräumen kann, der aus einer völlig anderen Welt in das eigene Büro oder die eigene Wohnung kommt. Weil der andere nicht emotional oder aus lebensgeschichtlichen Gründen an bestimmten Gegenständen hängt, hat er einen ungetrübten Blick für Ordnung. Finden Sie deshalb jemanden, mit dem Sie gemeinsam an einem Sonntagnachmittag aufräumen und entrümpeln können. Im Gegenzug helfen Sie ihm, Ordnung in sein Umfeld zu bringen. Es ist beispielsweise erstaunlich, wie viele Anzüge, Pullover, Hemden, Röcke etc. in der Altkleidersammlung verschwinden, wenn Sie mit den Augen der Partnerin bzw. des modebewussten Freundes betrachtet werden.

Tipp: Wenn Sie niemanden finden, der Ihnen hilft, übernehmen Sie bewusst die Rolle eines guten Freundes, den Sie als ordnungsliebend kennen, und stellen Sie sich vor, dass Sie als dieser Freund Ihre Wohnung betreten, begutachten und aufräumen.

Heute finde ich jemanden, der gemeinsam mit mir aufräumt, bzw. schaffe selbst Ordnung, als wäre ich diese Person.

12

Alte Medien stapelweise verkaufen

Viele Bücher, Zeitschriften, DVDs, die wir haben, nutzen wir nicht oder kaum. Ihr Vorhandensein kostet wertvolle Energie und Lagerraum.

Tipp: Verkaufen Sie Bücher, Videos, Zeitschriften stapelweise, z.B. im Internet über Ebay. Wenn Sie Angst haben, über das Ziel hinauszuschießen, legen Sie sich zumindest ein Verzeichnis über den Inhalt scheinbar wichtiger Literatur an und geben Sie ihm den Titel »Was finde ich wo?«.

Heute verschenke oder verkaufe ich alte Bücher, Zeitschriften, DVDs etc.

13

Schwarze Listen anlegen

Halbherzige Kompromisse erzeugen eine Menge nachträglichen Stress. Sie sind unsauber. Bei einem solchen Kompromiss bekommt keiner, was er wirklich will. Wenn etwas, ein Mensch, ein Beruf oder ein Hobby, zu Ihnen gehört, dann sollten Sie sich dem zu 100 % widmen, wenn nicht, sollten Sie loslassen.

Vielleicht haben auch Sie in dem Film »Master and Commander« die Szene gesehen, bei der der Kapitän das Seil zu einem über Bord Gefallenen kappt, um den Rest der Mannschaft zu retten. Es gibt Dinge, Menschen, Tätigkeiten, Verhaltensweisen, Gespräche, Orte etc., die Sie ausschließlich stressen und eigentlich nichts Gutes in Ihrem Leben bewirken. Sie sollten sich davon trennen. Am besten fertigen Sie eine »schwarze Liste« an, in die Sie all diese Dinge, Menschen, Gespräche etc. eintragen. Wenn dann z.B. ein entsprechender »Negativling« vorbeikommt und Sie herunterziehen will, zeigen Sie ihm Ihre schwarze Liste (»Schau, wo du stehst«) und sagen ihm, warum Sie ihn gemieden haben. Der andere kann dann selber entscheiden, ob er sich ändern oder von Ihnen trennen will. Energiefresser müssen sich wandeln – oder verschwinden.

Heute mache ich mir meine scheinheiligen Kompromisse bewusst, lege eine Liste über sie an und stelle sie ab – ohne dabei aus der Liebe zu fallen.

14

Geld-Bewusst-Sein

Viele Menschen haben ein gestörtes Verhältnis zu Geld. Sie meinen, Geld sei böse oder es verderbe den Charakter. Reichtum verdirbt allerdings nur denen den Charakter, die schon vorher keinen hatten. Und er steigt auch nur dem zu Kopf, bei dem der entsprechende Hohlraum dafür vorhanden ist. Das Geld selbst ist unschuldig, es ist weder gut noch böse, es ist ganz einfach das, was Sie aus ihm machen. Wenn Sie denken, Geld sei böse, wird es sich Ihnen als böse präsentieren. Wenn Sie in Geld ein wertvolles Instrument der Achtsamkeit sehen, wird es sich Ihnen als solches zeigen. Sie selbst bestimmen, ob Sie achtsam oder unachtsam mit Geld umgehen. Die folgende Übung des »Money-Watching« ist eine alte chinesische Technik zur Stärkung des »Geld-Bewusst-Seins« und kann, wenn Sie dies wollen, ein Leben lang beibehalten werden:

Übung: Beobachten Sie eine Zeit lang ganz bewusst, wofür Sie Geld ausgeben, und notieren Sie alle Ausgaben und Einnahmen (sogar das Trinkgeld für den Kellner) in einer Liste.

Heute praktiziere ich den ganzen Tag »Money-Watching« und schreibe die Einnahmen und Ausgaben in eine Übersicht.

15

Das Verhältnis zu Geld bereinigen

Schaffen Sie die Voraussetzungen zu positiven finanziellen Veränderungen. Laden Sie das Geld buchstäblich ein, in Ihr Leben zu treten. Sagen Sie sich: »So wie es Millionen von Sternen und Abermillionen von Blumen gibt, ist die ganze Schöpfung erfüllt von Reichtum. Ich bin ein Teil dieses Reichtums. Geld ist mir nicht egal. Ich will nun meine Möglichkeiten nutzen und meine Fähigkeiten einsetzen, um an diesem Reichtum teilzuhaben.« Wenn Sie Schulden haben sollten, sagen Sie zu sich: »Ich weiß, dass Millionen von Menschen ihre Finanzen in Ordnung bringen konnten. Es gibt unzählige Menschen mit meinen Fähigkeiten, die mehr Geld verdienen als ich. Ich gebe es auf, mich vom Reichtum ausgeschlossen zu fühlen, und öffne mich der Schönheit des Empfangens. Ich öffne mich jetzt finanziellem Reichtum.«

Heute mache ich dem Geld eine gedankliche Liebeserklärung und bereinige mein Verhältnis zu Geld. Ich erkenne Geld für das an, was es ist.

16

Im Plus sein

Die meisten Menschen leben auf Pump. Sie verausgaben ihre Energie, indem sie sich verzetteln oder ablenken lassen. Sie treiben kaum Sport, erholen sich zu wenig und vernachlässigen förderliche Beziehungen. Viele dieser Menschen haben auch Schulden. Dann laufen eines Tages die Wechsel schneller als die Autos, die sie fahren.

Tipp: Leben Sie finanziell und energetisch im Plus. Wenn es sich nicht gerade um ein Eigenheim handelt, sollten Sie es unterlassen, für irgendetwas Kredit aufzunehmen. Kaufen Sie Ihr Auto, Ihre Möbel etc. lieber gebraucht. Alles, was Sie erwerben, sollten Sie bar bezahlen können. Vermeiden Sie insbesondere die unkontrollierte Verwendung von Kreditkarten. Wenn es nicht anders geht, zahlen Sie auf Ihr Kreditkartenkonto einen Guthabenbetrag ein und sorgen Sie dafür, dass Ihre Kreditkarte immer auf Guthabenbasis läuft – Gleiches gilt natürlich auch für Ihr Girokonto.

Heute achte ich darauf, dass ich im Plus lebe,
gesundheitlich, beruflich, zeitmäßig und finanziell.

17

Das Geld zum Fließen bringen

Bezahlen Sie Ihre Rechnungen, wenn irgend möglich, sofort. Dadurch beschleunigen Sie den Geldfluss. Klammern Sie nicht an jedem Cent, sondern überlegen Sie bei jeder Rechnung, die Sie bezahlen, wie Sie dieses Geld zusätzlich erwirtschaften können. Oftmals erhalten Sie sogar Skonto. Der »Liquiditätshunger«, der bei Ihnen aufgrund der Bezahlung einer Rechnung auftritt, lässt sich zudem als Ansporn nutzen. Wenn Ihnen gar nichts anderes einfällt, nehmen Sie doch einen Nebenjob an, um Ihre Ausgaben wieder hereinzuholen. Interessante Nebenjobs finden Sie unter anderem auch über das Internet, z.B. unter www.job-letter.de.

Heute schaue ich mich nach Zusatzeinnahmen um und bezahle meine offenen Rechnungen, wenn es geht, sofort.

18

Zeitbewusst leben

Das Wertvollste, was Sie im Leben haben, ist – außer Ihrer Gesundheit – Zeit. Eigentlich ist Zeit das Gerechteste, was man sich denken kann: Jeder bekommt jeden Tag 24 Stunden zur freien Verfügung. Was er damit anfängt, ist seine Sache. Zeitbewusst zu leben bedeutet, erst einmal wahrzunehmen, wie Sie mit Ihrer Zeit umgehen. Stress oder Langeweile sind keine Gegenpole, die von außen kommen, sondern etwas, für das Sie selbst die Verantwortung tragen.

Übung: Achten Sie ganz bewusst auf Ihre Zeit. Halten Sie jede volle Stunde kurz inne und überlegen Sie, wofür Sie die letzte Stunde verwendet haben (Wecker stellen). So entwickeln Sie ein besseres »Zeit-Bewusst-Sein«.

Heute lege ich mir zu jeder vollen Stunde, in der ich wach bin, Rechenschaft über die vergangenen 60 Minuten ab und stelle fest, wie effektiv ich war.

19

Private Zeitplanung

Von unserem Beruf her sind wir es gewohnt, unsere Zeit zu planen und einzuteilen. Die gleiche Sorgfalt ist natürlich auch im Privatleben angebracht. Allerdings müssen hier andere Kriterien gesetzt werden. Im Beruf geht es vor allem um Effektivität und Ertragsaussichten. Doch im Privatleben sollten auch andere Werte berücksichtigt werden. Sie sind individuell verschieden. Jemand, für den Abenteuer einen hohen Wert darstellen, wird sein Privatleben anders organisieren als jemand, für den Ruhe wichtig ist. Unabhängig von Ihren Werten sollten Sie Ihre Freizeit jedoch stets so planen, dass Sie Zeit für sich selbst, zur Einkehr und zur Rückbesinnung haben.

Heute stelle ich eine Liste der Dinge zusammen, die in meinem Leben Zeit beanspruchen: Hobbys, Liebhabereien, Leidenschaften, Gewohnheiten. Wo kann ich »abspecken«? Wo kann ich Zeit für mich selbst freischaufeln?

20

Innere und äußere Reinheit

Unsauberkeit verursacht mehr Stress, als Ihnen vielleicht bewusst ist. Dies gilt für die innere Reinheit, die Sauberkeit in Ihren Beziehungen, die Reinheit der Kleidung, die Sie tragen, und der Räume, die Sie bewohnen. Fleckige Garderobe sollten Sie in die Reinigung bringen oder, wenn das nichts hilft, wegwerfen. Ihr Büro oder Ihre Wohnung sollten Sie gründlich putzen, und zwar auch dort, wo die Putzfrau nicht hinkommt. Beginnen Sie mit dem Saubermachen dort, wo der Schmutz Ihr Auge beleidigt. Verschieben Sie es nicht. Lassen Sie vielmehr die Empfindlichkeit Ihres ästhetischen Auges ein Maßstab für Ihre Reinlichkeit sein. Beseitigen Sie Schmutz genau dort, wo er Sie gerade stört. Und wenn es nur eine kleine Staubmaus ist, die Sie sofort wegräumen. Bejahen Sie den Satz: »Ich lebe in Reinheit!«

Heute achte ich auf die Sauberkeit meiner Umgebung und meiner Kleidung – wo der Anblick von Schmutz meinen Sinn für Ästhetik verletzt, handle ich sofort.

21

Sich optimal informieren

Wir nutzen häufig die falschen Informationsquellen. Oftmals vergeuden wir den wertvollen Morgen mit der Tageszeitung, statt uns in dieser Zeit Gedanken über unsere Tageszielsetzung zu machen. Über Zeitungen und Illustrierte nehmen wir eine Menge an emotionalem Ballast in uns auf. Im Zeitalter des Internet gibt es effektivere Informationsmöglichkeiten.

Tipp 1: Lesen Sie statt der Tageszeitung einmal die Nachrichten, die seriöse Nachrichtenagenturen im Internet bieten. Hier sind alle Tagesereignisse übersichtlich geordnet. Sie selbst entscheiden, wo Sie sich einklicken.

Tipp 2: Statt die Nachrichten im Fernsehen zu sehen, sollten Sie es sich zur Gewohnheit machen, sie im Radio zu hören. Dadurch bleibt Ihre Aufmerksamkeit bei Ihnen und wird weniger abgelenkt. Im Fernsehen sollten Sie nur wirklich wichtige Sendungen anschauen und danach bewusst ausschalten.

Heute verzichte ich auf Tageszeitung
und Tagesschau und informiere mich
im Internet oder durch das Radio.

22

Prioritäten setzen

Geben Sie Ihren Terminen Prioritäten von »AAA« (extrem wichtig) bis »C« (unwichtig). Konzentrieren Sie sich auf die AAA-Termine und lassen Sie dazwischen lieber genug Zeit für Puffer, statt die wertvolle Regenerationszeit mit Unwichtigem vollzustopfen. Genauso sollten Sie auch bei der Tagesplanung verfahren: Erledigen Sie zuerst nur die »AAA-Prioritäten«. Alles Übrige kommt erst dann dran, wenn Sie einige »AAAs« abgearbeitet haben. Dadurch schaufeln Sie sich viel Platz frei.

Ein weiterer **Tipp:** Erledigen Sie bevorzugt die Dinge, die schnell fertig sind – so erhöhen Sie Ihre Effektivität.

Heute setze ich in meiner Tages- und Terminplanung Prioritäten und kümmere mich erst einmal nur um die wichtigen und schnell erledigten Dinge, alle anderen lasse ich zunächst los.

23

Sich bewusst einer Aufgabe widmen

Die meisten Menschen geraten in Stress, weil sie mehr erledigen wollen, als in der zur Verfügung stehenden Zeit möglich ist. Ein weiterer Stressfaktor liegt darin, sich einer Sache nicht ganz zu widmen, sondern halbherzig zu arbeiten – während der Arbeit mit den Gedanken bereits bei der nächsten Sache zu sein oder bei Dingen, die längst vorbei sind.

Tipp: Wenn Sie Ihre Aufmerksamkeit auf eine Aufgabe fokussieren, können Sie sie gut – und stressfrei – erledigen. Ich denke immer wieder an einen Spruch meines Vaters: »Arbeite ruhig und gediegen – was nicht erledigt wird, bleibt liegen!« Tun Sie die wichtigste Arbeit sofort und voll konzentriert. Sobald sie erledigt ist, kümmern Sie sich mit der gleichen Bewusstheit um die zweitwichtigste Sache. So erledigen Sie eine Aufgabe nach der anderen.

Heute achte ich darauf, meine Arbeit ganz konzentriert zu erfüllen, so als wäre sie die einzige Sache auf der Welt, die ich zu erledigen habe.

24

Der Segen der Hängeregistratur

Heute werden wir uns wieder dem Thema Ordnung zuwenden. Es gibt »Häufchenmenschen« und »Haufenmenschen«. Die einen legen ihre Papiere alle auf einem Stapel ab, die anderen auf vielen. Beide Ordnungssysteme sind unbefriedigend, da die Haufen und Häufchen in der Regel wachsen und vor sich her wuchern. Statt der Haufen und Häufchen sollten Sie eine Hängeregistratur einrichten. Eigentlich tun Sie nichts anderes, als Ihren Papierstapel um 90 Grad zu drehen.

Tipp: Behandeln Sie die Hängemappen nicht wie tote Gegenstände, sondern wie lebendige Wesen. Schreiben Sie auf die Etiketten-Reiter »Erledige mich!«, »Beantworte mich!«, »Lies mich!«, »Verliehen an wen?«, »Zu verschenken!«. Beschriften Sie die Mappen mit dem Bleistift, dann können Sie sie mehrfach verwenden. Benutzen Sie auch die Vorderseite der Hängemappen für Kommentare. Wenn Sie Schriftstücke auf einem Stapel liegen sehen, fragen Sie sich: Warum sind sie nicht eingeordnet? Könnte man dafür eine Hängemappe anlegen? Wie könnte sie heißen?

Heute verwandle ich meine Papierstapel in eine praktische Hängeregistratur.

25

Erledigtes endlagern

Es gibt Schriftstücke, Schnellhefter und Dokumente, die nicht regelmäßig gebraucht werden. Wenn sie herumliegen, stressen sie. Sie sind in Ordnern besser aufgehoben als in der Hängeregistratur. In die Registratur sollten nur die Schriftstücke, mit denen Sie regelmäßig arbeiten, sie sollte »leben«. Für langfristiges Aufbewahren eignen sich Ordner, die allerdings immer nur zu maximal 70 % gefüllt werden sollten. Dicke Mappen, umfangreiche Dokumente etc., die nicht eingeheftet werden können, bringen Sie in Stehsammlern unter, wie sie in Schreibwarenläden angeboten werden. Hier erhalten Sie auch maßgeschneiderte Kartons für Audio- und Videokassetten. Für die Ordner und Stehsammler sollten Sie ebenfalls originelle Beschriftungen wählen.

Heute richte ich (weitere) Stehsammler und Ordner ein und beginne damit, Erledigtes dort endzulagern.

26

Laufend Ordnung halten

Damit unsere äußere Ordnung Bestand hat, ist es notwendig, mit den Gegenständen, die wir benutzen, achtsam umzugehen. Hier hilft eine einfache Regel: Wenn Sie etwas verwenden, legen Sie es nach dem Gebrauch sofort an die richtige Stelle zurück, und zwar immer!

Heute gehe ich ganz bewusst mit den Dingen um,
die ich benutze, und lege sie nach Gebrauch
unverzüglich an ihren Platz zurück.

27

Der Schlachtruf »Ja« – ein motivierendes Feierabendritual

Unser Unterbewusstsein lässt sich durch Emotionen und Gesten stark beeindrucken. Wann immer Sie eine Sache erledigt haben und auch jedes Mal, bevor Sie Ihren Feierabend beginnen, sollten Sie sich selbst dafür feiern, dass Sie erfolgreich gearbeitet haben. Nachfolgend ein einfaches Ritual, das auch Sie sich aneignen könnten:

Ballen Sie die Fäuste, werfen Sie sie nach oben oder nach vorne und rufen Sie dabei laut und aus dem Bauch »Ja!«. Spüren Sie der Energie Ihres Ausrufs nach. Natürlich können Sie auch einen anderen »Schlachtruf« verwenden, Tschaka, Bingo oder wonach auch immer Ihnen zumute ist.

Heute erprobe ich ein motivierendes Feierabend- und Erfolgsritual, z. B. den freudigen »Ja«-Ruf.

28

Mit Freude arbeiten

Arbeiten Sie mit Freude! Alles, was Sie tun, kann zum Freudenfest werden! Stephen C. Lundin war fasziniert, mit wie viel Freude die Fischhändler auf einem öffentlichen Fischmarkt an ihre Arbeit gingen und sich gegenseitig motivierten. Sie warfen sich gegenseitig die Fische zu und hatten auch sonst jede Menge Spaß. Daraus entstand Lundins sogenannte »Fish!-Motivations-Strategie«:

Übung: Finden Sie heraus, wie Sie das, was Sie ohnehin tun müssen, mit so viel Freude wie möglich tun können. Lassen Sie die Freude Ihr Wegweiser sein. Egal, ob Sie ein Kind erziehen, Akten ordnen oder eine Besprechung führen: Wenn man Ihnen ansieht, wie viel Freude Sie dabei haben, verschwinden die sauertöpfischen Gesichter und Stressoren ganz von alleine.

Heute finde ich heraus, wie ich das, was ich ohnehin tun will, mit maximaler Freude erledigen kann.

29

Der Zeitgarten

Forschungen aus der Neurolinguistik haben ergeben, dass jeder Mensch eine andere Vorstellung von Zeit hat, dass er in seinem Denken Zeit anders »organisiert«. Für den einen verläuft sie linear, von A nach B und dabei quasi durch ihn hindurch. Für den anderen nimmt sie einen zyklischen Verlauf. Einige erleben die Zeit als etwas, dem sie hinterherhetzen, andere als etwas, das sie schiebt oder drückt. Manche Metaphysiker behaupten sogar, dass die Zeit ein »Wesen« sei, mit dem wir freundschaftlich umgehen können. Dieses Wesen könne jede Form annehmen. Jemand, für den die Zeit wie ein Garten ist, in dem er herumspazieren und den er pflegen kann, geht anders mit der Zeit um als jemand, für den die Zeit ein Zug ist, auf den man aufspringen muss.

Übung: Schließen Sie die Augen und schauen Sie sich an, welches Bild Sie von der Zeit haben und welches Wesen sie für Sie hat. Schließen Sie Frieden, wenn möglich beginnen Sie sogar eine Liebesbeziehung mit dem »Wesen Zeit«.

Heute will ich eine Liebesbeziehung mit dem »Wesen Zeit« eingehen und mit der zur Verfügung stehenden Zeit bewusst und liebevoll umgehen.

März

Von »Sich freitanzen«
bis »Internet-Etikette«

1

Sich freitanzen

Langes Sitzen bzw. Arbeiten ist ermüdend. Man bekommt leicht kalte Füße dabei und die Konzentration lässt nach. Körperliche Betätigung hingegen dient auch der geistigen Bewegung und entspannt. Hier empfiehlt sich insbesondere das Tanzen. Tanzen zu geeigneter Musik löst die Ausschüttung von Beta-Endorphinen aus und macht glücklich.

Tipp: Legen Sie immer wieder eine Tanzpause ein. Wählen Sie ein Musikstück, das Ihnen gefällt und dessen Rhythmus Sie anspricht. Halten Sie erst einmal inne. Spüren Sie in Ihren Bauch hinein und fühlen Sie, wie die Musik wirkt. Dann beginnen Sie, sich aus dem Bauch heraus zu bewegen. Drücken Sie tänzerisch aus, was aktuell in Ihrem Körper ist: Wut, Ärger, Gereiztheit oder Freude. Schütteln Sie sich, wippen Sie, spüren Sie, wie Ihr Kreislauf angekurbelt wird und Sie wieder in Kontakt mit Ihrem Körper kommen.

Heute lege ich eine kleine kreative Tanzpause ein und tanze für mich selber – zu meiner eigenen Erbauung.

2

Öfters mal vom Bildschirm weg

Man kann immer wieder beobachten, dass mehrere Stunden vor dem Bildschirm Ermüdungserscheinungen hervorrufen. Die Dauerbestrahlung ist nicht nur schlecht für die Augen, auch das stundenlange Sitzen ist für den Körper eine Belastung.

Tipp: Stehen Sie alle paar Stunden auf und bewegen Sie sich. Bei der Arbeit einfach ein paar Treppen steigen und Zuhause in die Küche gehen, um sich ein Glas Wasser zu holen. Wer am Schreibtisch einen Krug Wasser stehen hat, trinkt erfahrungsgemäß mehr, was sich auch den Allgemeinzustand positiv auswirkt. Beim vielen Trinken ist es die Blase, die Sie ans Aufstehen erinnern wird. Ansonsten gibt es den Timer am Bildschirm oder die beliebte Alternative zum Aufstellen – ein Sekundenwecker, der mit einem Hauch Nostalgie auch das Auge erfreut, anstatt es zu ermüden.

Heute stehe ich alle zwei Stunden auf,
um mir ein wenig Bewegung zu verschaffen und
meinen Augen eine Pause vom Bildschirm zu gönnen!

3

Fernsehen ohne TV-Gerät (Fantasieurlaub)

Wie das Wort »Fernsehen« bereits nahelegt, geht es dabei um das »In-die-Ferne-Sehen«. Das Problem beim Fernsehen ist nur, dass unsere Fantasie dabei verkümmert. Statt automatisch abends auf die »Glotze« zu starren, sollten Sie die Technik des »Fantasieurlaubs« ausprobieren.

Übung: Legen Sie eine schöne, tragende Musik auf, ein angenehmes und harmonisches Stück, vielleicht auch Meeresrauschen, Delphingesänge oder Ähnliches. Dann stellen Sie sich vor, in den Urlaub zu fahren. »Baden« Sie gedanklich in dieser Idee, bis sich vor Ihren geschlossenen Augen ein Fantasiefilm zu entwickeln beginnt. Fangen Sie damit an, dass Sie sich vorstellen, wie Sie von Ihrem Stuhl aufstehen und den Koffer für den Urlaub zu packen beginnen. Dann folgt die Fahrt zum Flughafen, zur Bahn oder zum Reisebus und dann die Weiterreise, bis Sie am Ziel Ihrer Träume sind.

Wenn Sie möchten, können Sie in der Fantasie auch Ihre Identität wechseln. Stellen Sie sich vor, Sie wachen am nächsten Morgen auf und erleben einen Tag als Ihr Ideal-Ich, wie immer das aussehen mag. Werden Sie zum Hauptdarsteller – in Ihrem inneren Kino wie im Leben.

Heute notiere ich mir, welchen Ort oder
welche Situation ich gerne erleben würde,
und erfülle mir diesen Wunsch per »Fantasiereise« –
statt in den Fernseher zu gucken.

4

Zum Arbeiten an einen Kraftort gehen

Wählen Sie für Ihre Arbeit den für Sie optimalen Kraftort. Im Zeitalter von Handy und Notebook lassen sich viele Arbeiten auslagern. Finden Sie in der Umgebung Ihrer Wohnung oder Ihres Büros einen oder mehrere Orte der Kraft. Dies kann ein Platz vor einer Kirche (viele Kirchen sind auf einem Kraftort gebaut) sein, eine Parkbank, ein Platz am See oder auch ein nettes Café. Machen Sie diese Orte der Inspiration ausfindig und nutzen Sie sie. Insbesondere an sonnigen Tage sind diese Outdoor-Arbeitsplätze ideal. Ein wenig frische Luft wird Ihnen guttun. Wenn Sie Angestellter sind, sollten Sie dafür allerdings die Genehmigung Ihres Chefs einholen.

Tipp: Wenn Sie einen zusammenklappbaren Tisch und einen entsprechenden Stuhl im Kofferraum haben, verfügen Sie schnell über Ihr Büro am Park oder See.

Heute finde ich einen Ort der Kraft,
an dem ich besonders gut arbeiten kann.

5

Die Vormittage »freischaufeln«

In der Regel ist der Vormittag die Zeit, in der wir am effektivsten und konzentriertesten arbeiten können. Für die meisten Menschen legen diese Stunden die Basis für den Erfolg oder Misserfolg des ganzen Tages. Sie sollten deshalb alle Arbeiten, die Kreativität und Kraft erfordern, auf die Vormittage legen und diese Zeit so weit wie möglich von Telefonaten und Besuchen freihalten. Beginnen Sie mit den Dingen, die schnell erledigt sind. So kommen Sie »in Fahrt«. Nach einem gelungenen Vormittag widmen Sie sich mit der Kraft des Erledigten im Rücken dann dem Rest. Aufbauende und motivierende Termine helfen Ihnen über das Nachmittagstief hinweg.

Heute Morgen setze ich mir
direkt nach dem Aufstehen überschaubare
und schnell erreichbare Ziele für den Vormittag.
Diese Aufgaben erledige ich zuerst.

6

Längere Telefonate auf den Abend legen

Je unwichtiger ein Termin oder Anruf ist, umso mehr sollten Sie versuchen, ihn in den Abend hineinzuverlegen. Ausführliche Gespräche über Sinnfragen etc. sollten Sie grundsätzlich auf die Zeit nach Feierabend verlegen. Dann werden Sie nicht aus Ihrem Arbeitsrhythmus gerissen und es macht auch nichts, wenn es einmal etwas länger dauert. »Erspüren« Sie bereits in den ersten Sekunden eines Anrufs, ob er länger als fünf Minuten dauern könnte. Falls ja, unterbrechen Sie den Anrufer freundlich. Sagen Sie: »Dein Anliegen ist mir wichtig. Ich möchte mir dafür die Zeit nehmen, die es verdient. Wie wäre es, wenn wir dieses Gespräch heute Abend führen?«

Heute »wittere« ich zeitfressende Telefonate im Vorfeld und lege sie auf die Zeit nach Feierabend.

7

Statt vieler Termine einen »Tag der offenen Tür« einrichten

Oftmals ist es ein Kunststück, zugleich einen großen Bekanntenkreis zu pflegen und genug Zeit für sich selbst zu haben. Auch die Nachbarn brauchen Aufmerksamkeit, denn Sie sind immer wieder auf Ihre Unterstützung und Ihr Wohlwollen angewiesen.

Tipp: Reservieren Sie jeden ersten Sonntag im Monat als »Jour fixe«, zu dem alle Freunde und Bekannten eingeladen sind. Jeder bringt etwas zu essen mit und bleibt, so lange er mag. Dadurch halten Sie gleichzeitig Ihre Beziehungen lebendig und haben auf der anderen Seite viele Abende für sich selber frei. Sie entstressen damit Ihre persönlichen Verpflichtungen und können Ihre Freizeit genießen.

Heute richte ich einen Tag oder Abend der offenen Tür ein und informiere meine Bekannten, Kollegen oder Nachbarn darüber.

8

Einen Gesprächsabend anbieten

Im Kreis der Verwandten, Bekannten und Nachbarn gibt es immer wieder viel zu erzählen. Jeder möchte mitteilen, wie es ihm geht. Manchmal stehen auch weltanschauliche, philosophische oder organisatorische Fragen im Raum. Statt sich von – oft stundenlangen – Telefonaten und Gesprächen auffressen zu lassen, vereinbaren Sie lieber einen wöchentlichen oder monatlichen Gesprächskreis. Im Gegensatz zum »Tag der offenen Tür«, bei dem der Schwerpunkt auf der Freude an der Begegnung liegt, können beim Gesprächsabend auch ganz gezielt Themen angesprochen werden.

Indem Sie die Internet-Adressen Ihres Bekanntenkreises in einem E-Mail-Ordner ablegen, können Sie sämtliche Gäste auf einen Schlag sowohl über den nächsten Jour fixe wie auch über den nächsten Gesprächsabend informieren.

Damit die Last der Vorbereitung und des Aufräumens nicht bei Ihnen allein hängen bleibt, sollten alle Teilnehmer abwechselnd die Organisation und Durchführung übernehmen.

Heute richte ich einen regelmäßigen Gesprächsabend mit meinen Bekannten ein. Tiefgehende Themen verlagere ich auf diesen Abend und gewinne so wertvolle Zeit für Arbeit und Erholung.

9

Einen Arbeitsplatz in der Fantasie einrichten und nutzen

Manchmal sind die Arbeitsbedingungen nicht optimal. Das Großraumbüro ist laut, zu Hause stören spielende Kinder. Dabei gäbe es doch viel bessere Arbeitsplätze für Sie, z. B.:

- Organisatorische Arbeiten erledigen Sie am besten in einer einsamen Berghütte, von der aus Sie einen guten Überblick haben.
- Inspiration gibt Ihnen ein Haus mit freiem Blick auf das Meer.
- Kommunikative Anreize erhalten Sie in einem netten Bistro in einer Großstadt.

Doch Sie müssen nicht an diese Orte reisen, um gut arbeiten zu können. Stecken Sie sich einfach Ohropax in die Ohren und stellen Sie sich vor, dort zu sein.

Tipp: Richten Sie sich einen, am besten sogar mehrere Arbeitsplätze in Ihrer Fantasie ein. Mit ein wenig Übung wird Ihnen das sogar mitten in einem Großraumbüro gelingen. Vielleicht unterstützen Sie Ihre Vorstellungskraft durch ein entsprechendes Karibik- oder Bergfoto.

Heute richte ich mir einen optimalen Arbeitsplatz in der Fantasie ein und begebe mich dorthin, wann immer ich Überblick, Inspiration oder Kraft benötige.

10

Sitzungen in Spaziergänge verwandeln

Viele Termine lassen sich genauso gut im Freien wahrnehmen. Statt sich mit Ihren Geschäftspartnern oder Freunden in schlecht belüfteten Räumen zu besprechen, laden Sie die Betreffenden doch lieber zu einem Spaziergang ein. Verwandeln Sie »Sitzungen« in »Gehungen«. Wenn es um einen Gedankenaustausch geht, können Sie mit Ihrem Terminpartner vereinbaren, dass auf dem Hinweg vorwiegend er und auf dem Rückweg Sie über das Thema sprechen. Die Erfahrung zeigt, dass beim Gehen oftmals frischere und belebendere Gedanken und Strategien entstehen als bei Sitzungen. Sollten Sie allerdings auf Besprechungsräume angewiesen sein, sorgen Sie zumindest für ausreichend frische Luft.

Heute verlagere ich meine Besprechungstermine ins Freie, sofern das Wetter und die Umstände dies zulassen.

11

Fragwürdige E-Mails ungelesen löschen

Mit immer dubioseren Methoden versuchen E-Mail-Versender Ihnen die Aufmerksamkeit zu stehlen. Unser Verstand hat die leidige Eigenschaft, an einer Sache, die einmal seine Aufmerksamkeit geweckt hat, eine gewisse Zeit festzuhalten. Wurde Ihr Bewusstsein erst einmal von den virtuellen Bildern überflutet, ist es schwer, wieder auszusteigen. So kann es sein, dass ein fragwürdiges Angebot für Medikamente, Partnerschaftsvermittlung oder Sex Ihr Bewusstsein stundenlang okkupiert. In der ersten Sekunde entscheidet sich, ob eine E-Mail Sie in Besitz nimmt oder nicht.

Tipp 1: Sie sollten sich deshalb angewöhnen, fremde E-Mails binnen einer Sekunde »brutal« zu löschen, ohne sich mit dem Inhalt näher abzugeben. Insbesondere »killen« Sie so unbesehen jede Sexmail und jedes Partnerschaftsangebot, das auf Ihrem PC erscheint.

Tipp 2: Öffnen Sie keine Anhänge unbekannter Herkunft (Virengefahr!). Benutzen Sie den Spam-Filter Ihres E-Mail-Systems, sodass Sie einen Großteil der nervtötenden E-Mail-Flut erst gar nicht zu Gesicht bekommen.

Heute »kille« ich alle fremden, unerbetenen E-Mail-Eingänge binnen einer Sekunde, ohne sie genauer anzuschauen. Ich unterlasse es insbesondere, entsprechende Anhänge zu öffnen.

12

Wasser geschmacklich anreichern

Unser Körper besteht größtenteils aus Wasser. Es ist deshalb nicht egal, was Sie trinken. Vermeiden Sie Limonaden, die dick machen und den Organismus belasten. Stattdessen trinken Sie lieber Wasser. Im Winter sollten Sie heißes oder warmes, im Sommer gekühltes, aber nicht eiskaltes Wasser bevorzugen.

Damit das Wasser besser schmeckt, reichern Sie es an. Probieren Sie Zusätze wie Zitronensaft, Weinessig, Kräuter, Holundersaft, Mohn-Zimt-Öl (tropfenweise), Eukalyptusöl (tropfenweise), Fruchtsäfte (nur als Geschmackshilfe). Ihrer Fantasie sind keine Grenzen gesetzt. Wenn Sie pro Tag zwei bis drei Liter Wasser in möglichst unverfälschter Form trinken, unterstützen Sie dadurch die Entschlackung Ihres Körpers.

Heute trinke ich den ganzen Tag lang ausschließlich Wasser.

13

»Flow« und die Kunst des Wasserskifahrens

Der Begriff »Flow« wurde von dem Forscher Mihaly Csikszentmihalyi (sprich: Mihai Tschik-sent-mihai) geprägt. Der »Flow« ist ein Zustand, in dem die Arbeit und der Erfolg, beruflich wie privat, von selbst fließen. Das Schwerste am Flow ist, erst einmal hineinzukommen. Es ist ähnlich wie beim Wasserskifahren: Das Starten ist die Herausforderung. Ist man erst einmal »im Flow«, läuft alles wie am Schnürchen.

- Flow bedeutet, ein totales Einverstandensein mit der momentanen Tätigkeit.
- Flow ermöglicht ein völliges Aufgehen im Hier und Jetzt bzw. ein Einlassen auf den Menschen, mit dem Sie gerade zusammen sind.
- Voraussetzung für den Flow ist das Vermeiden von Negativität (negative Einflüsse ausschalten!) und die Bereitschaft zur Freude, die in der völligen Einswerdung mit dem liegt, »was man gerade tut«.

Heute achte ich auf den Zustand, in dem ich bin.
Ich frage mich: »Bin ich gerade im Flow oder nicht?«
Ich bemühe mich immer wieder, in den Flow zu
kommen, indem ich mit dem, was gerade ansteht,
freudig bejahend verschmelze.

14

Das Wunder der Konzentration

Es ist ein Wunder, was man alles erreicht, wenn man nichts anderes tut. Die wenigsten Menschen sind allerdings in der Lage, sich so zu konzentrieren. Sie sind leicht ablenkbar. Dabei kann man Konzentration lernen. Sie ist immer selbstbestimmt, während Ablenkung stets fremdbestimmt ist. Wie die Übung vom 25. Januar zeigt, besteht die einfachste Methode, um Konzentration zu üben, darin, die Aufmerksamkeit auf einen Punkt zu fokussieren. Nachfolgend möchte ich Ihnen zwei Erweiterungen dieser **Übung** vorstellen:

1. Wählen Sie einen tatsächlichen oder imaginären Punkt an der Wand und konzentrieren Sie sich eine Minute lang nicht nur auf diesen Punkt, sondern vor allem auch auf den Raum zwischen dem Punkt und Ihnen.
2. Farbpunkte: Malen Sie sich auf ein Stück Papier einen dicken Punkt genau in der Farbe, die Ihnen gerade guttut, und konzentrieren Sie sich auf ihn. So wirkt ein roter Punkt z.B. anregend oder ein blauer Punkt beruhigend. Das Farbenbuch »Colour Kingdom« von Sri Chinmoy (Golden Shore Verlag, Nürnberg) bietet eine Palette von über 50 Farb-Punkten bzw. Farb-Ellipsen.

Heute konzentriere ich meine Aufmerksamkeit immer wieder eine Minute lang auf einen farbigen Punkt bzw. den Raum zwischen dem Punkt und mir.

15

Kreatives Umlenken

Wir beherrschen unsere Welt durch unsere Aufmerksamkeit. An die Stelle, an die wir unsere Aufmerksamkeit lenken, fließt unsere schöpferische Energie. Wir sollten deshalb unserem Bewusstsein nicht erlauben, länger als ein paar Sekunden bei etwas Negativem zu bleiben. Gleichzeitig sollen wir Negatives weder verdrängen noch bekämpfen.

Tipp: Wann immer etwas Negatives in Ihr Bewusstsein tritt, nehmen Sie es kurz wahr. Dann denken Sie: »DIES (das negative Bild) hätte ich gerne SO (das positive Bild)!« Denken Sie an den erwünschten Endzustand, bis ein Gefühl von Freude und Dankbarkeit Sie erfüllt.

Wann immer heute ein unerfreulicher Gedanke in mein Bewusstsein tritt, lenke ich ihn um, indem ich ihn mit dem erwünschten Endzustand konfrontiere: »DIES (alter Gedanke) hätte ich gerne SO (neuer, positiver Gedanke)!«

16

Die Kunst, die Aufmerksamkeit gezielt auf einen positiven Gedanken zu richten

Gedanken wirken magnetisch. Das bedeutet, dass ein negativer Gedanke in dem gleichen Maße negative Gedanken und Gefühle anzieht, wie ein positiver Gedanke positive Gedankenketten und Bilder ansammelt. So wie Eisenfeilspäne ihren Halt verlieren, sobald man den Magneten abschaltet, fallen negative Gedanken ab, sobald das Bewusstsein auf etwas Positives gerichtet wird.

Übung: Wenn Sie sich dabei ertappen, dass Sie über einen Menschen oder eine Sache negativ denken, halten Sie inne und fragen sich:

- »Welcher Gedanke statt dem jetzigen entspricht der Liebe?«
- »Welcher Gedanke statt dem, den ich jetzt denke, entspricht dem Erfolg?«
- »Wie würde ein Weiser jetzt an meiner Stelle denken?«

Heute achte ich immer wieder auf meine unbewussten Gedankenketten und ersetze sie, falls sie negativ sind, durch einen einzigen kraftvollen positiven Gedanken, den ich im Bewusstsein halte, bis Freude und Dankbarkeit mich erfüllen.

17

Gekonnt Nein sagen

Viele Menschen können nicht Nein sagen. Sie fürchten Liebesentzug, wenn sie einen autonomen Standpunkt einnehmen. Wer allerdings nicht Nein sagen kann, kann auch nicht kraftvoll Ja sagen. Wann immer Sie etwas Falsches, das von außen an Sie herangetragen wird, bejahen, sagen Sie damit gleichzeitig Nein zu dem wertvollsten, das Sie haben – zu sich selbst. Zwei Hilfen für das gekonnte »Neinsagen«:

1. Wo immer Sie sich im Unklaren oder in einer Emotion gefangen fühlen, erbitten Sie sich Bedenkzeit – grundsätzlich!
2. Spüren Sie in sich hinein, ob das, was der andere von Ihnen will, FÜR SIE stimmig ist. Falls nein, sagen Sie es ehrlich.

Falls der andere insistiert, erbitten Sie wiederum Bedenkzeit, dadurch bekommen Sie Gelegenheit, um noch einmal nachzuspüren.

Heute achte ich darauf, dass ich gekonnt Nein sage,
wo etwas für mich nicht stimmt.

18

»Gesprächs-Klammeraffen« aushebeln

Bereiten Sie elegante Formulierungen vor, um Langzeittelefonierer oder Dauerredner zu stoppen.

Tipp: Fassen Sie mitten im Gespräch das Erreichte noch einmal kurz zusammen. Dann sagen Sie: »Ich danke Ihnen für Ihren Anruf, ich denke, wir sind einige Schritte weitergekommen!« Oder: »Ich denke, der Rest wird sich im Laufe der Zeit ergeben!« Im Extremfall klatschen Sie in die Hände und finden ein aufmunterndes Abschlusswort: »Wunderbar, ich glaube, wir haben es jetzt so weit, darf ich Sie noch zur Tür bringen?« Wichtiger als die Dauer des Gespräches ist die positive Stimmung, in der Sie den Anrufer bzw. Besucher verabschieden. Der letzte Eindruck bleibt.

Heute finde ich gute Formulierungen, um mit Langzeittelefonierern bzw. Dauergästen zu einem zügigen und für beide Seiten befriedigenden Gesprächsende zu kommen.

19

Positiv formulieren kann man lernen

Durch die Worte, die wir gebrauchen, programmieren wir uns – und den anderen. Ersetzen Sie negative und begrenzende Formulierungen durch aufbauende. Wenn Sie möchten, fertigen Sie eine Liste von »Übersetzungen« an:

- »Ich kann nicht!« → »Ich weiß noch nicht, wie das gehen könnte, aber interessant wäre es schon!«
- »Ich muss jetzt arbeiten!« → »Ich möchte jetzt arbeiten!«
- »Das ist ein schreckliches Problem!« → »Die Situation ist eine spannende Herausforderung für mich und die anderen!«

Heute achte ich auf meine Formulierungen
und ersetze Standard-Negativ-Floskeln
wie »Ich kann nicht« durch motivierende Sätze
mit dem gleichen Wahrheitsgehalt.

20

Nach Osten schauen

Es gibt viele Methoden, um für eine kurze Erholungspause die Kopflastigkeit zu vergessen und uns wieder mit den nährenden Kräften von Mutter Erde zu verbinden. Was Sie für die nachfolgende Methode benötigen, ist ein Kompass, der Ihnen anzeigt, wo Osten ist. Wenn Sie möchten, kennzeichnen Sie die Ost-Richtung in den Räumen, in denen Sie sich aufhalten, durch einen Bleistiftstrich an der Decke oder der Wand.

Übung: Stellen Sie sich bewusst in Richtung Osten und fühlen Sie, wie Sie »in Fahrtrichtung Erde« schauen. Stellen Sie sich vor, Sie könnten spüren, wie die Erde sich um sich selber dreht. Fühlen Sie Ihre Verbindung zur Erde und erleben Sie, wie dadurch innere Ruhe und Allverbundenheit in Sie einkehrt.

Heute stelle ich mich eine Minute lang in Richtung Osten, also »in Fahrtrichtung Erde«, und spüre meine Verbundenheit mit ihr.

21

In der Null-Position Stress abfließen lassen

Legen Sie sich (am besten mit dem Kopf nach Osten) auf den Bauch. Die Füße liegen nebeneinander, die Hände mit den Handinnenflächen nach unten übereinander, sodass ein kleiner Freiraum zwischen den beiden Daumen und den beiden Zeigefingern entsteht, in den Sie Ihre Nase stecken können. Die Stirn liegt auf dem Boden. Spüren Sie Ihre Verbundenheit mit der Erde und lassen Sie allen Stress über den Bauch in die Erde abfließen.

Heute begebe ich mich, wann immer ich Stress verspüre, für zwei Minuten in die Bauchlage (Null-Position) und lasse den Stress aus dem Bauch heraus und in den Boden abfließen.

22

Wirksam Entscheidungen treffen

Wenn Sie eine Entscheidung zu treffen haben, formulieren Sie beide Alternativen. Schreiben Sie beide auf oder sprechen Sie sie gegenüber einer Person bewusst aus. Wählen Sie dafür die »Ich-Form« und formulieren Sie aus einer inneren Freiheit heraus. Statt »ich muss ...« schreiben Sie besser »ich möchte ...«, »es macht mir Freude ...«, »meine wahre Liebe gilt ...« bzw. »es entspricht meiner Bestimmung ...«, zum Beispiel:

- »Es entspricht meiner wahren Bestimmung, nach Hamburg zu ziehen!«
- »Es entspricht meiner wahren Bestimmung, hier in München zu bleiben!«

Spüren Sie, welchen der beiden Sätze Sie leichter schreiben oder aussprechen können. Achten Sie dabei auf Schreibempfindung bzw. Sprachmelodie. Gegebenenfalls lassen Sie Ihre Erkenntnis drei Tage lang reifen und überprüfen Ihre Entscheidung mit der gleichen Methode noch einmal.

Heute treffe ich eine Entscheidung ganz bewusst,
indem ich beide Alternativen als Behauptung
formuliere und darauf achte,
welche sich stimmiger anfühlt.

23

Visuelle Entscheidungshilfe (die Weggabelung)

Menschen, die visuell begabt sind, entscheiden sich leichter, indem Sie sich ein Sinnbild für beide Alternativen vorstellen. Dies kann z. B. eine Waage oder eine Weggabelung sein.

Übung: Gehen Sie in die Stille. Denken Sie an Ihre Entscheidung wie an eine Weggabelung. »Sehen« Sie mit geschlossenen Augen, was Sie erleben, wenn Sie Alternative A wählen, und was bei Alternative B (bzw. C, D, E) geschieht. Am stärksten sind Sie in der Wahrnehmung, wenn Sie Ahnungen oder Sinnbilder bekommen, die in keinem direkten Zusammenhang mit der Entscheidung stehen. Eine Möwe zu sehen oder das Gefühl von Wärme ist also möglicherweise aussagekräftiger als ganze Ereignisketten, die häufig nicht aus dem Unterbewusstsein, sondern aus Verstandesassoziationen und Urteilen heraus entstehen. Den Verstand umgehen Sie am besten, wenn Sie keine konkrete »Ja-/Nein-Antwort« erwarten, sondern sich wertfrei darauf konzentrieren, WAS Ihnen auf dem Weg begegnen wird.

Heute nutze ich das Fantasiebild einer Weggabelung, um mir von meinem Unterbewusstsein bei der Entscheidungsfindung helfen zu lassen.

24

Die Fernsehberieselung stoppen

Wenn Sie schon den Fernseher anschalten, dann sollten Sie selektiv schauen. Ansonsten besteht die Gefahr, sich in eine »kollektive Wachtrance« mit der Gefahr des Selbstverlustes zu begeben. Drei Tricks helfen Ihnen, dies zu vermeiden:

1. Lesen Sie vorher in Ihrer Programmzeitschrift bzw. im Internet nach, welche Sendung Sie wirklich interessiert. Vermeiden Sie die Haltung des »Mal schauen, was kommt«.
2. Konzentrieren Sie sich auf eine Sendung pro Tag.
3. Zeichnen Sie das, was Sie interessiert, auf DVD auf, und sehen Sie es später an. Dadurch sind Sie energetisch vom laufenden Fernsehprogramm entkoppelt. Zudem haben Sie die Möglichkeit, Reklame-Sendungen zu überspringen.

Heute kontrolliere ich meinen Fernsehkonsum.

25

Freude in Ihre Organisation bringen

Aus dem Büroalltag der 50er-Jahre stammt die Sichtweise, dass Ordnung grau und unattraktiv zu sein hat, während wir das bunte Leben geistig dem kreativen Chaos zugeordnet haben. Heute drehen wir den Spieß um:

Beschriften Sie Aufbewahrungsboxen, Ordner und Stehsammler im Büro und zu Hause mit knalligen Farben, kleben Sie Herzen auf oder malen Sie etwas darauf. Eventuell übernehmen Ihre Kinder diese Arbeit auch gerne für Sie. Finden Sie aussagekräftige Namen für Sammelbehälter und Gegenstände.

Heute bringe ich durch Farbe, Aufkleber,
Bilder und Zeichnungen Freude und Kreativität
in mein Ordnungssystem.

26

»Ordnungs-Festungen« erobern und kennzeichnen

Der Verband der anonymen Messies hat herausgefunden, dass Ordnung viel mit gedanklichem Frieden zu tun hat. Wer keine Ordnung halten kann, hat hier ein Defizit. Von einem aufgeräumten Ort geht Frieden aus. Aus diesem Grund wird empfohlen, den Kampf um Ordnung wie einen Kriegszug zu betrachten, in dem Tag für Tag kleine Breschen der Ordnung geschlagen und gehalten werden.

Tipp: Kennzeichnen Sie Plätze, an denen Sie Ordnung geschaffen haben, indem Sie diese erstens sauber putzen und die »Festungen der Ordnung« zweitens mit einem Symbol versehen. Dies kann ein Herz sein, Ihr Namensaufkleber oder ein einfaches »V« für Victory (Sieg). Freuen Sie sich über jede Ordnungs-Bresche, die Sie geschlagen haben, und spüren Sie den Frieden, der von dort ausgeht.

Heute kennzeichne ich die Orte,
die ich aufgeräumt habe, z. B. durch ein
»V« für Victory oder ein Herz.

27

Arbeits- und Ablageflächen freihalten

Ob Sie in einer Wohnung bzw. einem Büro das Gefühl von Weite und Inspiration haben, hängt auch damit zusammen, wie leer bzw. vollgestellt die Flächen sind. Sie sollten deshalb einmal bewusst auf den Fußboden, die Tische, die Sideboards etc. schauen und diese Flächen freiräumen. Küchenarbeitsgeräte können in Schränken verstaut werden, wenn man sie nicht täglich benutzt, Besen gehören an die Wand, Blumentöpfe können an die Decke gehängt werden etc. Auch die Fensterbretter sollten »atmen« können. Da Ihr Blick stets von oben nach unten wandert, sollten Sie Oberflächen besondere Aufmerksamkeit schenken und sie freihalten. Dadurch leben Sie in den eigenen Räumen stressfreier.

Heute achte ich einmal auf Arbeits- und Ablageflächen (Fußböden, Schreibtischplatten etc.) meiner Wohnung und meines Büros und »schaufle« sie frei.

28

Keller und Dachboden entrümpeln

Feng-Shui-Experten sagen, dass der Keller unsere unbewussten Schätze und das Dach unsere Inspiration beherbergt. Wir sollten deshalb Keller und Dachboden nicht vollstellen.

Tipp: Räumen Sie Keller und Speicher vollkommen aus und prüfen Sie, welche Gegenstände wirklich noch gebraucht werden und wie Sie den Rest entsorgen können (Ebay, Müllabfuhr, Wertstoffhof). Eventuell lassen Sie sich von einem Entsorgungsfachmann beraten. Als Faustregel gilt: Alles, was Sie nicht mindestens ein Mal im Jahr benutzen, kann weg.

Heute entrümple ich Keller und/oder Dachgeschoss.

29

Ab in die Badewanne

In unserer hektischen Zeit ist die Badewanne aus der Mode gekommen. Man meint, das Duschen würde genügen. Doch beim Baden wird der Körper aufgeheizt und kann entschlacken. Körper und Geist werden so wieder in Harmonie gebracht.

Tipp: Nehmen Sie öfter ein Vollbad. Es sollte 20 bis 30 Minuten dauern (Wecker stellen). Schmücken Sie das Bad mit Kerzen, sodass sie nicht im grellen Neonlicht, sondern im sanften Kerzenschein baden. Verwenden Sie einen hochwertigen Badezusatz. Rosmarin spendet Energie, Baldrian beruhigt, Kastanie erfrischt, Melisse entspannt. Statt fertig gekaufte Produkte zu verwenden, können Sie auch einige Tropfen Aromaöle mit etwas Schlagsahne oder Honig vermischen. Ein besonders sinnlicher Genuss ist das Rosenbad: Mischen Sie einige Tropfen ätherisches Rosenöl, 0,1 l Sahne und einen Esslöffel Honig in einem Schälchen. Geben Sie den Badezusatz ins Wasser, unmittelbar bevor Sie in die Wanne steigen. Die Wassertemperatur sollte der Körpertemperatur entsprechen oder leicht darüber liegen, d.h. maximal 38 Grad betragen.

Heute genieße ich nach getaner Arbeit ein Vollbad.

30

Ohrkerzen – »Ohrgasmus« für die Seele

Heute geht es um eine spezielle Entspannungstechnik, die Ihren Kopf auf ungewohnte Weise reinigt.

Tipp: Kaufen Sie sich im Reformhaus zwei Ohrkerzen. Legen Sie sich morgens, abends oder in der Mittagspause auf die Seite. Stellen Sie ein Glas Wasser neben sich. Zünden Sie eine Ohrkerze an und stecken Sie sie so in Ihr Ohr, dass keine Luft in den Gehörgang gelangen kann. Halten Sie die Ohrkerze mit einer Hand am Ohr fest, bis Sie spüren, dass die Flamme Ihre Hand erreicht. Dann tauchen Sie die Ohrkerze ins Wasser, lassen sie ausgehen und wechseln die Seiten. Während der Prozedur spüren Sie, wie die angezündete Ohrkerze einen Sog erzeugt, der allen Unrat aus Ihren Ohren hinauszieht: Nicht nur Ohrschmalz, sondern auch negative Gedanken und Energien scheinen mit einem Mal weggepustet zu sein. Mögliche Erklärung: Der Luftsog löst über das Trommelfell positive Schwingungen und Reize auf den Organismus aus.

Die Ohrkerzen eignen sich auch bei Stress, Depressionen, Ärger und Schlafstörungen. Es gibt sie in unterschiedlicher Qualität für unterschiedliche Zwecke. Probieren Sie doch einmal die Varianten mit Kräuterextrakten oder Weihrauch.

Heute kaufe ich zwei Ohrkerzen und probiere sie aus.

31

Internet-Etikette

So macht die Arbeit mit Internet und E-Mail mehr Freude:

1. Ihr Posteingang sollte nur die Mails enthalten, die unmittelbar zu erledigen sind. Alle anderen gehören in Sonderordner.
2. Kennzeichnen Sie den Zweck Ihrer Mails mit Kürzeln, die Ihre E-Mail-Partner kennen, z.B. NZI (= nur zur Information) oder HB! (= dringender Handlungsbedarf).
3. Meiden Sie CCs und BCCs möglichst, weil sich die Adressaten sonst unwichtig fühlen, und vergeben Sie großzügig »Smileys«.
4. Vermeiden Sie persönliche Beleidigungen und Angriffe. Emotional aufgeladene E-Mails sollten Sie mindestens für eine Nacht im Ordner »Entwürfe« zwischenlagern. Eine einmal abgesandte E-Mail können Sie nicht mehr zurückholen.
5. Entwerfen Sie höfliche Standardbriefe für Routineschreiben. Diese Muster gehören in den Ordner »Vorlagen«.
6. Legen Sie unter »Adressen« Sammelordner für Adressen-Gruppen an, z.B. »Freunde«, »Rundschreibenempfänger«, »Kunden« etc. So behalten Sie die Übersicht.
7. Erbitten Sie von allen die Internetadresse. Dadurch ersparen Sie sich das zeitaufwändige Ausdrucken und Versenden von Briefen.

Heute räume ich mein Posteingangsfach im Internet frei und optimiere den gesamten E-Mail-Versand.

April

Von »Aromatherapie beruhigt die Nerven« bis »Den Körper als Einheit begreifen«

1

Aromatherapie beruhigt die Nerven

Einen sinnlichen Beitrag zur Entspannung liefert die Aromatherapie.

Tipp: Träufeln Sie einige Tropfen Ihrer Lieblingsessenz in eine Aromalampe. Atmen Sie den Duft tief ein und genießen Sie ihn. Oder verreiben Sie das Duftöl mit den Handinnenflächen und riechen Sie daran. Durch den Duft schaltet Ihr Nervensystem auf Entspannung. Um die Atmosphäre bei einer Besprechung harmonisch zu gestalten, empfiehlt sich beispielsweise Melisse, zur Förderung der Konzentration Tanne und für den Kontakt zu unseren »sanften« Seiten Honig. Zu kaufen gibt es die Essenzen in Esoterik- und Naturkostläden. Dort erhalten Sie auch Bücher über Aromatherapie.

Wichtig: Verwenden Sie nur natürliche Duftstoffe ohne chemischen Zusatz.

Heute probiere ich eine Aromaessenz aus und spüre, wie regenerierend das auf mich wirkt.

2

Die Grille – Durchblutungshilfe für die Beine

Durch langes Sitzen (z.B. im Büro) leidet die Durchblutung in den Beinen. Stress führt zudem zu einer Verengung der Gefäße. »Die Grille« ist eine einfache Methode, um die Durchblutung in den Beinen zu fördern und zugleich Magen und Darm von Stress zu befreien.

Übung: Ziehen Sie die Schuhe aus und reiben Sie mehrmals die Ferse des einen Fußes seitlich am Schienbein des anderen Beines. Dann wechseln Sie die Seite. Da diese Übung den Magenmeridian stimuliert, wird ein wunderbares Wohlgefühl Ihren Bauch durchströmen. Ihr Inneres wird auf Harmonie geschaltet. Zudem wird der Energiefluss in den Beinen gefördert.

Heute entspanne ich mich zwischendurch, indem ich die Ferse des einen Fußes an der Innenseite des Schienbeins des anderen Beines reibe.

3

Vor dem Essen die Verdauung anregen

Vor dem Essen ausgeführt, schaltet die folgende Übung den Körper auf Nahrungsaufnahme, man nimmt das Essen und den Sättigungsimpuls bewusster wahr. Nach dem Essen fördert sie die Verdauung und reduziert die Fettablagerung. Die Übung aktiviert zudem die Rückenmarksflüssigkeit (nach langem Sitzen) und hilft bei Benommenheit (z.B. auch direkt nach dem Aufwachen).

Übung: Die Beine stehen hüftbreit auseinander, die Füße zeigen nach vorne, die Knie sind gebeugt. Nun schwingen Sie mit den Armen gegengleich nach vorne und hinten. Achten Sie darauf, dass die Arme in Schulterhöhe eine möglichst waagerechte Linie beschreiben.

Tipp: Kinder lieben diese Übung nicht nur, wenn die Erwachsenen sie vorturnen, sie machen sie auch gerne selber.

Heute werde ich vor dem Essen die Verdauung durch Auf- und Abschwingen der Arme anregen.

4

Mithilfe des Atems Körper und Geist verbinden

Wenn Sie sich entspannen wollen, empfehle ich Ihnen, die Sitzhaltung zu verändern. Auf einem Stuhl vermissen Sie oftmals die Erdung, die Energien wandern in den Kopf, wo sie als endlose Gedankenketten ein unerwünschtes Eigenleben führen.

Tipp: Sobald Sie entspannen wollen, setzen Sie sich auf den Boden (eventuell Yogamatte oder Decke unterlegen) und begeben sich in die Position des »hängenden Affen«: Sie ziehen mit gespreizten Beinen die Knie so weit an, dass es noch bequem ist. Stützen Sie die Unterarme auf den Knien ab und neigen Sie den Oberkörper entspannt nach vorne. Das erfordert eine gewisse innere Balance, ohne Sie jedoch dabei zu überfordern. In dieser Position fällt es Ihnen leicht, den Atem in Ihrem ganzen Körper zu spüren, ohne dabei einzuschlafen. Nehmen Sie für zwei bis zehn Minuten (Wecker stellen) Ihren Atem ganz bewusst wahr und lassen Sie sich von ihm tragen. Wenn Sie möchten, schließen Sie die Augen und spüren dabei die Verschmelzung von Körper und Geist.

Heute setze ich mich zum Entspannen immer wieder auf den Boden und lasse mich von meinem Atem tragen.

5

»h« wie Beine hochlagern

Durch sitzende und stehende Berufe entstehen oft Spannungen und Blutmangel im Kopf. Damit wieder frischer Sauerstoff Ihre Denkregionen erreicht, sollten Sie Ihre Beine hochlagern. Die einfachste **Übung** dafür ist das »h«:

Begeben Sie sich dafür in Rückenlage (eventuell Decke oder Yogamatte unterlegen). Legen Sie die Unterschenkel auf einen Stuhl. Rücken Sie mit dem Unterkörper so weit an den Stuhl heran, dass zwischen Unter- und Oberschenkel wie auch zwischen Oberschenkel und Rücken ein rechter Winkel entsteht. Von der Seite betrachtet, sehen Sie dann wie ein liegendes kleines »h« aus. Die Arme liegen locker über dem Kopf, die Handinnenflächen sind zur Decke gerichtet. Spüren Sie, wie der Atem durch den Bauch ein- und ausströmt. Schauen Sie dabei zur Decke und denken Sie: »Ich ergebe mich dem Universum! Ich lasse los!«

Heute lagere ich zwischendurch die Beine hoch und spüre, wie mein Geist dadurch frei und klar wird.

6

Das Becken entspannen (I)

Viele Büroarbeiter, aber auch andere Berufstätige haben, wie der Fachjargon es nennt, ein »gesperrtes Becken«. Spannungen, Verkrampfungen und Schiefstand im Kreuz- und Lendenbereich verursachen Stress und Rückenschmerzen. Das »Becken-Ei« ist eine einfache **Übung** um das Becken zu lockern:

Legen Sie sich auf den Rücken. Ziehen Sie die Knie zur Brust. Umfassen Sie die Oberschenkel, das Gesäß ist leicht angehoben. Nun atmen Sie ganz leicht in Ihr Steißbein und in Ihr Gesäß ein und aus. Erleben Sie, wie sich dadurch der gesamte Beckenbereich entspannt und vitalisiert.

Heute atme ich mit der Becken-Ei-Übung ganz bewusst in Gesäß und Steißbein und entspanne dabei den unteren Rückenbereich.

7

Das Becken entspannen (II)

Wenn Sie keine Möglichkeit haben, sich zur Beckenentspannung auf den Rücken zu legen, bietet sich als Alternative die »japanische Demutsgeste« an:

Nehmen Sie sich zwei Kissen und setzen Sie sich auf die Fersen (sogenannter Fersensitz). Legen Sie das eine Kissen zwischen Unterschenkel und Gesäß. Das andere Kissen platzieren Sie vor sich. Beugen Sie den Oberkörper nach vorne und legen Sie die Stirn auf das Kissen. Die Arme sind nach hinten ausgestreckt. Atmen Sie in Becken, Gesäß und Steißbein und spüren Sie die wohltuende Wirkung dieser **Übung**.

Heute entspanne ich ganz bewusst mein Becken, indem ich mich auf die Fersen setze und dann meinen Oberkörper nach vorne auf dem Boden ablege.

8

Den Nacken lockern

Hartnäckigkeit ist vielleicht im Geschäftsleben gut, Ihr Körper mag sie jedoch gar nicht. Denn zwischen Rumpf und Kopf verlaufen wichtige Nervenbahnen, die bei Nacken- und Schulterverspannungen blockiert werden. Die Folgen: Kopfschmerzen, Durchblutungsstörungen etc. »Der Doppelpropeller« ist eine einfache Übung, um ohne fremde Hilfe Nacken und Schultern zu lockern. Sie sollten diese **Übung** im Stehen machen:

Berühren Sie mit Ihren Händen die Schultern der jeweils gleichen Körperseite. Die Ellenbogen stehen leicht nach außen, der Kopf wird leicht nach hinten gelegt. In dieser Stellung kreisen Sie mit den Ellenbogen nach vorne und hinten. Spüren Sie dabei, wie sich Hals, Nacken, Schulterblätter und der obere Rücken entspannen.

Heute tue ich etwas Gutes für Hals und Nacken,
indem ich die Hände an die Schultern der
jeweils gleichen Körperseite lege und
mit den Ellenbogen kreise.

9

Spannungen im Hals-Schulter-Bereich lösen

Die nachfolgende **Übung** wirkt gegen Verspannungen im Hals-Schulter-Bereich:

Sie stehen gerade und stellen sich vor, dass Sie den gestreckten linken Arm und die linke Schulter in den Boden drücken wollen. Die Handfläche der linken Hand ist dabei parallel zum Boden gerichtet, die Handinnenflächen zeigen nach unten. Gleichzeitig neigen Sie den Kopf langsam zur rechten Seite. Lassen Sie an dieser Stelle das Gewicht des Kopfes für Sie arbeiten, ohne mit der Hals-Nacken-Muskulatur der Bewegung nachzuhelfen. Halten Sie die Dehnung einige Minuten und kommen Sie dann ganz langsam wieder mit Ihrem Kopf in die Vertikale zurück. Dann wechseln Sie die Seiten.

Heute löse ich gezielt Spannungen im Hals-Schulter-Bereich, indem ich ganz behutsam den Kopf nach links bzw. rechts neige und in die Spannung hineinatme.

10

»Perlenkette« für die Wirbelsäule

Laotse sagte einmal: »Weich und biegsam ist der Mensch, wenn er geboren wird. Starr und hart ist er, wenn er stirbt. Weich und biegsam sind Gras und Baum, wenn sie jung sind, starr und hart, wenn sie sterben. So sind also Härte und Starrheit Gefährten des Todes, Weichheit und Biegsamkeit Gefährten des Lebens.«

Eine einfache **Übung**, um Verspannungen in den Wirbeln zu lösen, ist »die Perlenkette«, hier in der Sitz-Variante:

Setzen Sie sich gerade auf die Vorderkante eines Stuhles. Die Beine sind gegrätscht und gestreckt. Dann beugen Sie den Oberkörper nach vorne bzw. rollen Wirbel für Wirbel nach vorne ab, so als sei jeder Wirbel die Perle einer zusammenhängenden Perlenkette. Legen Sie die Arme um die Beine der jeweils gleichen Körperseite, der Kopf hängt locker. Halten Sie die Dehnung in den Beinen und spüren Sie die Entspannung, während Sie den Atem wahrnehmen. Dann kommen Sie langsam, Wirbel für Wirbel, wieder nach oben.

Heute löse ich Verspannungen in meiner Wirbelsäule, indem ich mich nach vorne beuge und dabei Wirbel für Wirbel abrolle und in der gleichen Weise wieder nach oben komme.

11

Die Muskeln um das Kreuzbein entlasten

Heute geht es wieder einmal um den Becken- und Kreuzbereich. Schließlich haben wir hier die stärksten Verspannungen, insbesondere wenn wir einer sitzenden Tätigkeit nachgehen. Die Besonderheit des Beckens ist, dass es, im Gegensatz zur Lendenwirbelsäule auch für Drehbewegungen geeignet ist. Dies hat seine Vorteile, birgt aber die Gefahr von seitlichen Verspannungen. Ein einfaches Hilfsmittel, um das Becken wieder zu entspannen, ist ein Tennisball oder ein Gummiball ähnlicher Größe.

Übung: Legen Sie sich auf den Rücken und winkeln Sie dabei die Beine an. Platzieren Sie den Ball unter dem Kreuzbein. Dann massieren Sie die umliegenden Muskeln, indem Sie leicht vor- und zurückrollen, das Becken kippen und senken, leicht drehen und kreisen lassen. Das Ganze vollziehen Sie bitte langsam und mit Feingefühl. Wo Verspannungen sind, halten Sie inne und spüren nach.

Heute lasse ich im Liegen mein Becken auf einem Tennisball kreisen und entspanne es dadurch.

12

Eine Übung gegen kalte Hände

Die folgende **Übung** eignet sich auch besonders gut für eine kurze Pause am Schreibtisch:

Nehmen Sie zwei Tennisbälle, einen in die rechte, den anderen in die linke Hand. Pressen Sie beide Bälle mit langsam steigendem Druck zusammen, bis der Druck sein Optimum erreicht hat. Halten Sie diese Körperspannung, so lange es geht, und lassen Sie dann langsam wieder los. Halten Sie inne und spüren Sie, wie dabei ein tiefes Wohlgefühl Ihr ganzes Körper-Energiesystem durchströmt. Fühlen Sie, wie kalte Finger wieder warm werden, spüren Sie dieses Fließen und Durchströmtwerden. Wann immer Sie Stress oder innere Anspannungen verspüren, vollziehen Sie diese Übung.

Wenn Sie möchten, können Sie danach die Hände aneinander reiben, bis sie noch wärmer und geschmeidiger werden.

Heute betreibe ich Muskelentspannung
mit zwei Tennisbällen, die ich zusammendrücke
und wieder loslasse.

13

Schultermassage – ohne fremde Hilfe

Gerade Schreibtischarbeiter neigen dazu, die Schulterblätter zu verspannen. Dies liegt daran, dass wir beim Schreiben oft, ohne es zu merken, die Schultern nach vorne klappen. Doch wir können die Schultern in Selbsthilfe wieder dehnen. Wieder brauchen wir dazu zwei Tennisbälle.

Übung: Legen Sie sich mit angewinkelten Beinen auf den Rücken. Schieben Sie je einen Ball rechts und links unter die Schultern. Suchen Sie dabei eine Stelle, die Ihnen angenehm ist. Die Arme werden nach oben angewinkelt. Nun beginnen Sie ganz leicht auf den Bällen zu rollen, während Sie die Spannung in der Wirbelsäule halten. Erleben Sie, wie uralte Verspannungen und Kristallisationen, die vielleicht sogar Ihr Masseur nicht wegbekommen hat, sich lösen. Freuen Sie sich über Ihre gelösten Schultern und die neue Haltung, in der Sie sitzen und arbeiten können.

Heute entspanne ich meine Schulterblätter mithilfe zweier Tennisbälle.

14

Fußreflexzonenmassage ohne Hände

An der Unterseite der Füße befinden sich Reflexzonen, die die körpereigenen Energieflüsse, die »Meridiane«, stimulieren. Sie können natürlich zu einem Fußreflexzonen-Therapeuten gehen und sich dort behandeln lassen. Es gibt allerdings auch eine einfache Möglichkeit, die Fußreflexzonen selbst anzuregen. Dafür benötigen Sie einen Ball, der ein wenig größer sein sollte als ein Tennisball, jedoch kleiner als ein Handball, zur Not tut es besagter Tennisball.

Übung: Setzen Sie den Ballen Ihres Fußes (ohne Schuhe) auf den Ball, während Sie auf einem Stuhl sitzen. Dann legen Sie den Ellenbogen des Armes der gleichen Körperseite auf das Bein und drücken es mit dem Gewicht des Oberkörpers nach unten, sodass angemessener Druck auf den Fuß entsteht. Spüren Sie in Ihre Fußsohle hinein. Was fühlen Sie dort? Rollen Sie dann langsam und gleichmäßig mit der Fußsohle nach vorne. Wenn Sie Schmerzen haben, verringern Sie den Druck. Wo Sie Blockaden spüren, halten Sie inne und fühlen nach. Am Ende haben Sie die Ferse erreicht. Hier können Sie ruhig etwas fester drücken. Danach wechseln Sie den Fuß. Nach dieser »Fußreflexzonen-Selbstbehandlung« sollten Sie ein Glas warmes Wasser (ohne Kohlensäure) trinken.

Heute betreibe ich Fußreflexzonen-Selbstmassage mithilfe eines Tennisballs.

15

Langsames Fingeröffnen

Die folgende Übung dauert nur wenige Minuten, ist für den äußeren Beobachter unauffällig und bewirkt doch sehr viel Entspannung. Sie können die Übung überall durchführen, denn Ihre Hände haben Sie ja dabei: im Wartezimmer, auf der Parkbank oder auch im Büro. Sie basiert auf dem Wissen, dass das Gehirn eng mit den Händen verbunden ist. Wenn es Ihnen also gelingt, die Hände zu entspannen, entspannt sich gleichzeitig dabei Ihr Denken.

Übung: Schließen Sie die Finger einer Hand. Dann öffnen Sie die Hand Finger für Finger, wobei Sie jeden Finger so langsam wie irgend möglich bewegen. Alles muss fließend, ohne ruckartige Bewegungen ablaufen. Beginnen Sie mit dem Daumen. Wenn Sie weniger Zeit haben, üben Sie nur mit dem Daumen. Sonst, z.B. im Wartezimmer, öffnen Sie einen Finger nach dem anderen. Danach schließen Sie die Hand wieder, indem Sie einen Finger nach dem anderen (bzw. nur den Daumen) »in Zeitlupe« krümmen. Sie werden schnell erkennen, dass diese Übung automatisch eine tiefe Entspannung erfordert, weil es sonst beim Zumachen »ruckt«. Falls das doch einmal der Fall ist, halten Sie genau an dieser Stelle inne, spüren hin und machen dann genau dort weiter.

Heute entspanne ich mich, indem ich die Finger einer Hand nacheinander so langsam wie möglich öffne und dann wieder schließe.

16

Der Boden als Maßstab

Die nachfolgende **Übung** ist sehr entspannend und harmonisierend. Sie ist zudem sehr angenehm. Alles, was Sie dafür brauchen, ist eine Yogamatte oder eine Decke und einen Wecker. Vor der Übung entscheiden Sie, wie viele Minuten Sie der Übung widmen wollen. Stellen Sie die Zeit auf Ihrem Wecker ein (z. B. fünf oder zehn Minuten). Dann üben Sie so LANGSAM und behutsam wie möglich.

Legen Sie sich mit dem Rücken auf den Boden. Die Beine und die Arme liegen parallel, die Handoberflächen zeigen nach unten. Spüren Sie in sich hinein. Liegen Sie gleichmäßig? Ist ein Bein schwerer als das andere? Wenn ja, welches? Ist ein Arm länger als der andere? Welcher? Liegen die Schultern gleichmäßig auf? Wie sieht es mit den Kniekehlen aus, liegen sie ebenfalls gleichmäßig auf? Welche Körperhälfte ist wärmer, welche stärker energiedurchströmt? Ist der Boden gerade oder kommt er Ihnen geneigt vor? Wenn ja, zu welcher Seite?

Es kommt auf das Hinspüren an. Dadurch werden in Ihrem Inneren neurale Assoziationsbahnen angeregt, die automatisch eine Entstressung bewirken.

Heute entspanne ich, indem ich beobachte,
wie gleichmäßig mein Körper in der Rückenlage
auf dem Boden aufliegt.

17

Eine einfache Übung gegen das Hohlkreuz

Gegen Hohlkreuz-Probleme hilft folgende **Übung:**

Stellen Sie einen Stuhl so hin, dass Sie die Rückenlehne vor sich haben. Sie knien vor der Stuhllehne und stellen den linken Fuß mit der Fußsohle auf den Boden. Halten Sie die Stuhllehne fest. Dann schieben Sie ganz langsam das Becken nach vorne, während die Beinstellung beibehalten wird. Spüren Sie in die Dehnung des Beckens hinein. Dann gehen Sie mit dem Becken wieder zurück in die Ausgangsstellung. Sobald Sie sich nach vorne bewegen, atmen Sie aus, beim Rückwärtsgehen atmen Sie ein. Danach das Bein wechseln. Wenn Sie einmal erfahren haben, worauf es bei dieser Übung ankommt, können Sie das Becken auch auf einem Stuhl sitzend nach vorne bzw. zurückschieben, quasi als kleine »Zwischendurchübung«.

Heute entspanne ich mein Kreuz,
indem ich das Becken ganz bewusst langsam
nach vorne und dann nach hinten schiebe.

18

»Hanging Out« – körperlich loslassen in zwei Minuten

Ein wichtiger Bereich im Körper, der Entspannung braucht, ist der Brustkorb. Indem wir den Brustkorb dehnen, entwickeln wir ein »gefühlsmäßig weites Herz«. Alles, was Sie dafür benötigen, ist ein stabiler Stuhl (ohne Rollen).

Übung: Knien Sie sich so vor den Stuhl, dass das Gesäß in Richtung Sitzfläche zeigt. Schieben Sie die Unterschenkel unter den Stuhl und stützen Sie sich mit leicht angewinkelten Armen auf der Sitzfläche hinter Ihnen ab. Schieben Sie langsam das Becken nach vorne, sodass der Oberkörper sich wie ein Bogen nach vorne dehnt, während Sie gleichzeitig den Kopf nach hinten in den Nacken zurückgehen lassen. Vollziehen Sie die Bewegung langsam und behutsam und spüren Sie, wie sich in der Dehnung auch der Brustkorb öffnet. Dann schieben Sie das Becken wieder langsam und bewusst nach hinten und bringen den Kopf wieder in Normalstellung. Spüren Sie der Entspannung mindestens eine Minute nach, während Sie, hinten abgestützt, in der Kniestellung bleiben. Dann wiederholen Sie die Übung. Der Atem sollte stets ruhig und gleichmäßig fließen.

Heute öffne und entspanne ich ganz bewusst den Brustkorb.

19

Nacken dehnen im Sitzen

Gerade der Hals- und Nackenbereich ist oftmals verspannt. Nackenschläge, Dinge, die wir »nicht schlucken können«, oftmals auch Spannungen zwischen Kopf (Wollen) und Körper (Fühlen) stressen und belasten uns. Hier hilft eine einfache, schnelle **Übung,** die Sie jederzeit im Sitzen durchführen können:

Setzen Sie sich breitbeinig auf einen Stuhl. Heben Sie das Kinn leicht an. Greifen Sie mit der linken Hand über den Kopf und stecken Sie einen Finger der linken Hand in das rechte Ohr. Dann ziehen Sie ganz vorsichtig und langsam den Kopf in Richtung der linken Schulter. Dadurch wird die rechte Seite der Hals- und Nackenmuskulatur gedehnt. Lassen Sie dabei die Nackenmuskeln vollkommen los. Der Arm und das Gewicht des Kopfes erledigen die ganze Arbeit. Verharren Sie in dem gedehnten Zustand. Spüren Sie, wie Verspannungen im rechten Halsbereich sich von innen her lösen. Danach nehmen Sie Ihren Kopf in beide Hände und richten ihn mithilfe der Hände (nicht mit der Nackenmuskulatur) wieder gerade. Danach wechseln Sie die Seiten.

Heute entspanne ich Hals und Nacken im Sitzen,
indem ich behutsam meinen Kopf
nach rechts und links kippe.

20

Die Halswirbel entstressen

Bei Schock, Müdigkeit oder Stress sinkt unser Nacken in sich zusammen. Die Halswirbel liegen dann nicht mehr locker auf den puffernden Bandscheibchen, sondern alles ist in sich verkrampft und zusammengesackt. Hier hilft eine einfache **Übung:**

Stellen Sie sich breitbeinig hin. Legen Sie das Kinn auf die Brust. Verschränken Sie die Hände am Hinterkopf. Dann bewegen Sie langsam, Wirbel für Wirbel den Kopf in Richtung Boden. Die Hände am Hinterkopf unterstützen diese Bewegung und dehnen dabei wie von selbst die Halswirbelsäule. Wenn Ihr Kopf so weit unten ist wie möglich, verharren Sie dort. Spüren Sie, wie die Halswirbelsäule sich aushängt. Spüren Sie von innen her in Ihre Halswirbel hinein. Nach einer Minute kommen Sie langsam Wirbel für Wirbel wieder nach oben.

Heute entspanne ich meine hintere Nackenmuskulatur und meine Halswirbel, indem ich die Halswirbel vorsichtig nach vorne abrolle und dann wieder hochkomme.

21

Die Schultermuskulatur entspannen

Nach anstrengenden Verhandlungen sind oft der vordere Schulterbereich, die Verbindung zwischen Schultern und Oberarmen sowie die Achseln verspannt. Hier hilft folgende **Übung:**

Setzen Sie sich mit geradem Rücken auf einen Stuhl. Falten Sie die Hände mit ausgestreckten Armen vor sich. Bewegen Sie dann die Arme im Halbkreis nach oben, bis es nicht mehr weitergeht. Der Kopf geht dabei nach hinten, das Kinn leicht nach oben, auch der Oberkörper folgt dieser Bewegung, Sie fallen aber nicht ins Hohlkreuz. Verharren Sie in dieser Position. Schließen Sie die Augen und spüren Sie die Dehnung im Bereich der Schultern und der oberen Arme. Kommen Sie langsam zurück. Spüren Sie noch einmal in Ihre Schultern und Oberarme hinein.

Heute entspanne ich bewusst den vorderen Schulterbereich sowie die Übergänge zwischen Achseln, Schultern und Armen, indem ich hier dehne.

22

Die Brustwirbelsäule dehnen

Gerade Menschen mit sitzenden Berufen neigen dazu, einen Katzenbuckel zu machen und dadurch den Brustwirbelbereich zu verspannen. Dagegen hilft folgende einfache **Übung:**

Setzen Sie sich auf einen Stuhl mit Lehne. Der rechte Fuß steht am Boden, der linke Fuß wird auf die Sitzfläche gestellt. Dann verschränken Sie die Hände im Nacken und dehnen dabei den Oberkörper langsam und vorsichtig über die Stuhllehne nach hinten. Spüren Sie dabei in die Wirbelsäule hinein. Wenn irgendetwas wehtut, halten Sie inne und gehen mit Ihrem Bewusstsein in diese Blockade hinein. Es ist wichtig, dass Sie während dieser Übung nicht mit der Wirbelsäule abknicken. Während Sie die Dehnung halten, beobachten Sie Ihren Atem, bis Sie ein inneres Loslassen spüren. Wenn Sie mit der Übung fertig sind, kommen Sie in die Vertikale zurück. Beugen Sie sich leicht nach vorne. Spüren Sie nach und wechseln Sie dann das Bein.

Heute dehne ich die Brustwirbelsäule,
indem ich mich leicht zurücklehne.

23

Die Oberschenkelmuskulatur dehnen

Die Oberschenkelmuskeln sind im Alltag normalerweise verkürzt, die Energien können nicht frei fließen. Die nachfolgende Übung entspannt die Oberschenkel und das Gesäß. Zudem fördert Sie die Achtsamkeit und den Gleichgewichtssinn – eine wohltuende Pause zwischen zwei Arbeitsgängen.

Übung: Stellen Sie sich einen großen Schritt entfernt von einem Stuhl hin. Machen Sie einen Ausfallschritt und platzieren Sie den rechten Fuß auf der Sitzfläche des Stuhles. Stützen Sie sich mit Ihren Händen auf dem angewinkelten Knie ab. Während der Rücken gerade bleibt, schieben Sie das Becken nach vorne, bis Sie die Dehnung in der Hüfte, im Gesäß und in den Oberschenkeln spüren. Schauen Sie dabei konzentriert nach vorne, achten Sie auf Ihr Gleichgewicht.

Heute entspanne ich meine Oberschenkel- und Hüftmuskulatur.

24

Den Kopf loslassen

Gerade in der westlichen Zivilisation erleben wir uns viel zu sehr als Kopfmenschen. Wir sind im Denken versteift und können den Körper nicht mehr tun lassen, was ihm gemäß ist. Es gibt eine einfache **Übung**, um die Körper-Geist-Verbindung wiederherzustellen:

Begeben Sie sich in eine angenehme Sitzhaltung. Der Rücken ist gerade und die Halswirbelsäule ebenfalls. Nun legen Sie eine Hand auf die Stirn. Drehen Sie damit den Kopf – so langsam wie möglich – erst zur einen, dann zur anderen Seite. Achten Sie darauf, dass die Bewegung von den Händen und nicht von der Nackenmuskulatur aus eingeleitet wird. Spüren Sie bei dieser Bewegung in Ihren Nackenbereich hinein. Sollte die Bewegung »rucken«, halten Sie inne, spüren Sie nach und machen dann von dort aus weiter. Stellen Sie für diese Bewegung Ihren Wecker auf fünf Minuten, dann sind Sie sicher, dass Ihnen die Zeit dabei nicht wegläuft. Innerhalb dieser fünf Minuten vollziehen Sie die Bewegung aber so langsam wie möglich.

Heute entstresse ich mein Denken,
indem ich eine Hand auf meine Stirn lege
und den Kopf dann ganz langsam
nach rechts und links drehe.

25

Ins Lot kommen

So erreichen Sie eine optimale Sitzhaltung: Sie sitzen mit gerader Wirbelsäule auf einem Stuhl. Spüren Sie den Kontakt zwischen Sitzknochen und Unterlage. Dann stellen Sie sich vor, dass ein dünner, aber kräftiger Faden durch Ihre gesamte Wirbelsäule verläuft. Dieser Faden verläuft vom Steißbein bis zur Halswirbelsäule und stößt dann durch den Kopf hindurch bis ins Universum, wo er an »Ihrem Stern« festgemacht ist. Spüren Sie, wie alle Wirbel sich an diesem Faden ausrichten, wie sie frei um den Faden schwingen. Fühlen Sie die kleinen Bandscheiben-Puffer zwischen den Wirbeln. Erleben Sie Ihre Wirbelsäule gedanklich nicht wie eine starre Stange, sondern wie etwas frei Schwingendes, vielleicht wie ein Bambusrohr im Wind. Ziehen Sie gedanklich ein wenig an dem Faden. Spüren Sie dadurch, wie die Wirbel sich ein wenig lockern, wie sie atmen. Und dann lassen Sie den Faden ein wenig los und erleben, wie die Wirbel ideal übereinander liegen, miteinander verbunden und doch frei schwingend.

Heute richte ich meine Wirbelsäule aus,
indem ich mir vorstelle, dass ein Faden
durch sie hindurchgeht.

26

Kopf-Körper-Integration im Liegen

Kopf und Körper stellen für die meisten Menschen zwei völlig verschiedene Energiekreisläufe dar. Nur bei wenigen Menschen sind Kopf und Körper integriert. Die nachfolgende **Übung** entspannt Ihren Organismus und stellt die Verbindung zwischen Kopf und Körper wieder her:

Legen Sie sich bequem auf den Rücken. Die Füße sind aufgestellt, die Hände liegen entspannt neben dem Oberkörper. Drehen Sie den Kopf so langsam und ruhig nach rechts und nach links, wie es »ruckfrei« möglich ist. Erspüren Sie, zu welcher Seite sich der Kopf leichter drehen lässt. Stellen Sie für diese Übung Ihren Wecker auf fünf Minuten und vollziehen Sie die Übung so langsam und fließend wie möglich. Die Schultern werden bei dieser Übung nicht mit bewegt.

Heute verbinde ich Kopf und Körper miteinander, indem ich im Liegen den Kopf ganz leicht und langsam nach rechts und links drehe.

27

Den Schultergürtel entspannen

Im hinteren oberen Rücken befindet sich eine Partie, die – gerade bei sitzender Tätigkeit – häufig angespannt ist und sich mit eigenen Händen nicht erreichen lässt. Sie ist Bestandteil des hinteren Schultergürtels. Heute wollen wir diese Partie mit einer einfachen **Übung** unterstützen:

Legen Sie sich auf den Rücken und ziehen Sie die Knie an. Die Beine bleiben geschlossen. Legen Sie die Handflächen aneinander und strecken Sie die Arme hoch. Schwenken Sie die geschlossenen Arme einmal nach rechts und einmal nach links, und zwar so langsam und bewusst wie möglich. Danach legen Sie die Hände leicht auf die Brust und spüren die Entspannung im Schultergürtelbereich, insbesondere in den »Schulterflügeln« im Rücken.

Heute entspanne ich gezielt meinen Schultergürtel.

28

Unter- und Oberkörper verbinden

Achtsamkeitsübungen wie die folgende helfen dabei, die Verbindung zwischen Unter- und Oberkörper ins Fließen zu bringen:

Sie legen sich mit angezogenen Beinen auf den Rücken, die Arme liegen locker auf der Brust. Stellen Sie sich nun auf der Rückseite der Lendenwirbelsäule eine Linie vor, die das Steißbein mit den unteren Lendenwirbeln verbindet. Rollen Sie diese Linie ganz langsam, beginnend mit dem Steißbein, ab, indem Sie das Becken ganz leicht ankippen. Achten Sie dabei darauf, dass Sie diese Bewegung langsam vollziehen und die Linie stets in Kontakt mit dem Boden ist. Rollen Sie vor und zurück. Dann stellen Sie sich eine horizontale Linie in Höhe des Kreuzes vor. Rollen Sie auch diese Linie ganz langsam nach links und rechts ab. Als Letztes imaginieren Sie einen Kreis, der die senkrechte und die horizontale Linie umfasst. Stellen Sie sich diesen Kreis als eine Uhr vor. Rollen Sie das Becken von der 6 zur 12, von der 12 zur 6. Achten Sie darauf, dass die gedachten Bahnen stets in Kontakt mit dem Boden bleiben. Für diese **Übung** stellen Sie Ihren Wecker auf mindestens zehn Minuten.

Heute verbinde ich den Unter- mit dem Oberkörper, indem ich gezielt, bewusst und langsam im Liegen mein Becken kreisen lasse, ohne dabei den Kontakt zwischen Becken und Boden zu verlieren.

29

Noch einmal die »Perlenkette«, diesmal im Liegen

Lehren aus dem Yoga besagen, dass die Jugendlichkeit eines Körpers von der Beweglichkeit der Wirbelsäule abhängt. Nun sind extreme Wirbelsäulenübungen nicht jedermanns Sache. Doch allein die Bewusstheit, die wir der Wirbelsäule entgegenbringen, bewirkt bereits viel.

Übung: Legen Sie sich auf den Rücken. Die Beine sind aufgestützt, die Arme liegen locker auf der Brust. Heben Sie nun, beginnend mit dem untersten Lendenwirbel, einen Wirbel nach dem anderen vom Boden ab. Achten Sie dabei darauf, dass Sie keinen Wirbel überspringen. Wenn Sie am obersten Brustwirbel angekommen sind, halten Sie die Spannung einige Sekunden. Dann beginnen Sie wieder, von oben nach unten einen Wirbel nach dem anderen auf dem Boden abzulegen. Auch den zweiten Teil der Übung sollten Sie langsam und bewusst vollziehen. Stellen Sie sich bei dieser Übung wieder vor, die einzelnen Wirbel seien die Glieder einer Perlenkette. Stellen Sie den Wecker auf fünf oder zehn Minuten. Danach bleiben Sie noch kurz liegen und spüren nach.

Heute lege ich mich auf den Rücken und
hebe erst einen Wirbel nach dem anderen
wie die Perlen einer Perlenkette an.
Später lege ich die Wirbel in der
gleichen Reihenfolge wieder ab.

30

Den Körper als Einheit begreifen

Beine, Unterleib, Oberkörper, Arme und Kopf stellen eine Einheit dar. Diese Verbindung zu spüren heißt, in sich ganz zu sein. Die folgende kleine **Übung** erinnert uns an die Zeit der Einheit im Mutterleib:

Legen Sie sich auf den Rücken, ziehen Sie die Knie an. Die rechte Hand umfasst das rechte, die linke Hand das linke Knie. Rollen Sie sich in dieser Position auf die Seite. Von dort aus »kugeln« Sie wieder auf den Rücken und auf die andere Seite. Rollen Sie so einige Male im Tempo Ihrer Wahl hin und her. Genießen Sie diese Übung ganz bewusst.

Heute rolle ich mich, auf dem Rücken liegend, mit angezogenen Beinen hin und her und genieße die Entspannung, die davon ausgeht.

Mai

Von »Floating« bis »After Work Party«

1

Floating

Eine Methode zum Abbau von Stress und Angst ist das sogenannte Floaten in einem Floating-Tank. Dies ist ein mit Salzwasser gefüllter Behälter von der Größe eines liegenden Kleiderschranks, in dem man den Zustand der Schwerelosigkeit erfahren kann. In einem solchen Tank schwebt man in einer natürlichen Sole aus Wasser und Salz, die genau die Außentemperatur der Haut (35,5°) aufweist. Innerhalb des Tanks ist es absolut dunkel und still. Das menschliche Gehirn verwendet tagsüber mehr als 80 % seiner Kapazität dazu, Außenreize zu verarbeiten und sie gedanklich zu reflektieren. Innerhalb des Tanks fallen diese Gehirntätigkeiten weg und neuer Raum für Kreativität und zur Selbsterfahrung entsteht. Der Körper entspannt sich vollkommen. Das im Tank gewonnene Gefühl für die eigene Zentriertheit im Selbst kann später auf den Alltag übertragen werden. Darüber hinaus erweist sich das Floaten als eine der angenehmsten Methoden des Stressabbaus. Informationen über Floating-Tank-Anbieter erhalten Sie über das Internet. Sollte kein Floating-Tank in der Nähe sein, legen Sie sich in die Badewanne, benutzen Ohropax und eine Augenbinde und stellen sich vor, in einem solchen Entspannungs-Tank zu sein.

Heute entspanne ich in einem Floating-Tank
oder stelle mir in der Badewanne vor,
schwerelos zu schweben.

2

Die Energielinien an der Innenseite des Beines entspannen

Der Energiefluss in den Beinen ist wichtig, damit wir uns »geerdet« und ganz fühlen. Eine einfache **Bewusstheits-Übung** regt diesen Fluss an:

Legen Sie sich auf die linke Seite. Der linke Arm ist nach oben ausgestreckt, sodass er mit der Wirbelsäule eine Linie bildet. Der Kopf ruht auf dem linken Arm. Die Beine liegen geschlossen aufeinander, die Knie sind angewinkelt. Nun heben Sie langsam das rechte, angewinkelte Bein nach oben und senken es wieder. Tun Sie dies langsam und bewusst. Spüren Sie nach, wie dadurch die Energiebahnen auf der Innenseite des rechten Beines befreit werden. Danach wechseln Sie die Seite.

Heute entspanne ich die Energie in meinen Beinen, indem ich auf der Seite liegend das obere angewinkelte Bein leicht anhebe und wieder absenke.

3

Grüner Tee statt Kaffee

Koffein ist eine Droge. Es zieht die Energie aus dem Körper, indem es die Reaktionsschwelle des ATP-Speichers heruntersetzt. ATP (Adenosintriphosphat) ist ein Stoff, der dafür sorgt, dass gespeicherte Energie freigesetzt wird. Aus diesem Grund ist Koffein nur in geringen Mengen zu empfehlen. Im Gegensatz zu Kaffee und schwarzem Tee regt grüner Tee an, aber nicht auf. Beim grünen Tee werden die Blätter nach dem Pflücken nur gedämpft und getrocknet, jedoch nicht fermentiert (organisch zersetzt). So bleiben Vitalstoffe erhalten, denen man nachsagt, dass sie regenerierend, zellschützend und vitalisierend wirken. Grüner Tee hilft gleichermaßen gegen Überreizung (Stress) wie gegen Müdigkeit.

Empfehlung: Kochen Sie sich morgens eine Thermoskanne grünen Tee und trinken Sie ihn in kleinen Schlucken, insbesondere dann, wenn Müdigkeit oder Stress Sie überkommen. Damit der Tee gut schmeckt, sollten Sie das Wasser nur auf maximal 70 bis 80 Grad erhitzen (Tee-Thermometer im Haushaltswarenladen kaufen) oder das kochende Wasser zehn Minuten abkühlen lassen und dann erst aufgießen. Grüner Tee lässt sich übrigens auch mit einem Schuss Sojasauce würzen – das schmeckt zwar ungewöhnlich, regt aber die Drüsentätigkeit an.

Heute probiere ich statt Kaffee
oder Schwarztee lieber grünen Tee.

4

Wassertrinken gegen Zorn, Wutanfälle und Stress

Zorn kann krankhafte Züge annehmen, insbesondere wenn er mit einem cholerischen Temperament verbunden ist. Wenn jemand in Ihrem Umfeld ausrastet, einen Tobsuchtsanfall bekommt, aber auch bei Weinkrämpfen, Spannungen und Schmerzen, helfen Sie mit einem Glas Wasser. Dies tun Sie nicht, indem Sie diesem Menschen das Wasser ins Gesicht schütten, sondern Sie reichen es ihm. Bleiben Sie dabei innerlich ruhig. Durch das Wasser wird die Wut-Energie ins Fließen gebracht. Das funktioniert natürlich nicht nur bei anderen, sondern auch bei Ihnen selbst.

Wann immer ich emotional festhänge
oder ein Mitmensch ein solches Problem hat,
nutze ich ein Glas Trinkwasser als »Erste Hilfe«.

5

Geheimnis Guarana

Es gibt Menschen, die glauben, unbedingt Koffein zu benötigen – entweder um ihren Puls hochzutreiben oder weil ihnen besondere Belastungen bevorstehen. Leider ist es beim Kaffeetrinken so, dass der Koffeinspiegel zwar erst rapide ansteigt, aber ebenso schnell wieder abfällt – die nächste Tasse Kaffee muss her. Statt Kaffee gibt es ein »Zauberkraut«, das gleichmäßig und dauerhaft anregt – bis zu zwölf Stunden. Es handelt sich hierbei um eine Wurzel, die Indianer früher vor großen Belastungen gekaut haben – Guarana. Wenn Sie etwas Besonderes leisten müssen, verzichten Sie einmal auf den Kaffee und nehmen Sie stattdessen Guarana ein, in Pulver- oder Kapselform. Sie werden sich frisch, aber nicht nervös fühlen.

Heute lasse ich einmal bewusst den Kaffee weg
und ersetze ihn durch Guarana.

6

Kaffee löffelweise

Manchmal ist weniger mehr. Hier ein **Tipp** für den, der partout nicht auf seinen geliebten Kaffee-Rausch verzichten will:

Interessanterweise wirkt Kaffee sogar dann anregend, wenn er in kleinen Dosen genommen wird. Bei Menschen, deren Körper einen hohen Koffeinspiegel gewöhnt ist, mag das anders sein, aber normalerweise ist es so. Das Phänomen, dass der Koffeinspiegel kurz nach dem Kaffeekonsum rapide abfällt, können Sie geschickt umgehen: Kochen Sie sich eine gute Portion Kaffee, eine Tasse, ein »Haferl« oder mehr. Belassen Sie ihn schwarz und ohne Zucker, dadurch reduzieren Sie das Suchtverlangen. Betrachten Sie den Kaffee eher als Medizin. Stellen Sie diesen Kaffee in den Kühlschrank oder füllen Sie ihn in eine Thermoskanne, je nach Jahreszeit. Wann immer Sie Müdigkeit überkommt, schlürfen Sie langsam und genüsslich einen Esslöffel voll (nicht mehr!). Trinken Sie einen großen Schluck warmes Wasser hinterher. Dies bewahrt Ihren Körper vor dem Austrocknen, denn Kaffee entzieht dem Körper Wasser. Am Ende des Tages werden Sie – trotz dauerhaft anregender Wirkung – selten mehr als eine Tasse Kaffee konsumiert haben. **Wichtig** ist, dass Sie den Kaffee nicht aus der Tasse trinken, sondern nur löffelweise zu sich nehmen.

Heute probiere ich aus, den Kaffee nicht zu trinken, sondern ihn in kleinen Dosen, über den Tag verteilt, löffelweise zu mir zu nehmen.

7

Geheimnis Wasser

Wasser ist nicht gleich Wasser. Es ist ein großer Unterschied, ob Sie es direkt von einer Quelle beziehen, ob es destilliert, levitiert, osmotisch behandelt, gefiltert oder ungefiltert ist. Über die Qualität Ihres Trinkwassers informieren Sie Ihr Wasseramt und die Regionalzeitungen. Leitungswasser, das direkt von den Bergen kommt, ist sicherlich hochwertiger als Wasser nach der Wiederaufbereitung. Es lohnt sich, über die Qualität Ihres Trinkwassers nachzudenken. Literatur über das »Geheimnis Wasser« finden Sie in jeder Buchhandlung.

Heute überprüfe ich, ob mein Trinkwasser eine gute Qualität hat und wie ich meine »Wasserversorgung« verbessern kann.

8

Anti-Stress-Massage

Massieren und massiert werden tut beiden gut. Sie müssen kein Massageprofi sein, um Ihrem Partner, Freund oder vielleicht sogar Kollegen die verspannten Nackenmuskeln durchzukneten. Legen Sie einfach die Hände auf den Nacken und beginnen Sie leicht zu massieren. Der Massierte wird Ihnen sagen, ob es ihm angenehm ist und was Sie besser machen können. Wenn Sie vertrauter miteinander sind, können Sie sich möglicherweise sogar eine Rückenmassage gönnen oder – falls es sich um Ihren Partner handelt – eine Ganzkörpermassage. Unterstützend wirkt dabei ein gutes Massageöl.

Heute suche ich einen Partner
für eine gegenseitige (Nacken-)Massage.

9

Entspannung vom Rücken bis in den Unterbauch

Die nachfolgende **Übung** ist der Yogaposition der »Kobra« nachempfunden, aber leichter durchzuführen und stärker in der Wirkung:

Sie liegen auf dem Bauch, die Hände sind vor dem Kopf überkreuzt, die Handinnenflächen zeigen nach unten. Heben Sie den Kopf an und legen Sie ihn nach hinten. Stemmen Sie mit den Armen dabei den Oberkörper hoch. Gleichzeitig winkeln Sie die Knie an, sodass die Fußsohlen zur Decke zeigen. Der Unterkörper und die Oberschenkel bleiben bei dieser Übung am Boden. Halten Sie die Spannung einige Zeit. Fühlen Sie in die Dehnungen im Rücken und im Unterbauch hinein. Dann senken Sie den Körper wieder ab und spüren nach. Nutzen der Übung: Entspannung und Streckung des Rückens, Entspannung des Unterbauches.

Heute entstresse ich Rücken und Unterbauch
durch die Yogaposition der »Kobra«
oder eine vergleichbare Übung.

10

Trockenbürsten

Eine Bürstenmassage ist ein wahrer Energie-Kick für den Kreislauf. Kaufen Sie sich in einer Drogerie eine Massagebürste (am besten mit Stiel, da Sie so den Rücken besser erreichen) oder einen Massagehandschuh. Bürsten Sie, bei den Händen beginnend, die Arme entlang in Richtung Herzen, dann die Beine, anschließend den Bauch. Danach folgt der Rücken, die Wirbelsäule empor. Beginnen Sie mit dem Steißbein und arbeiten Sie sich dann weiter nach oben. Achten Sie darauf, dass Sie immer kreisförmig und in Richtung Herz bürsten. Durch das Bürsten wird Ihr Körper energetisiert. Der Blutdruck steigt, abgestorbene Hautschüppchen werden weggerubbelt, die Haut wird optimal durchblutet.

Tipp: Wenn Müdigkeit einkehrt, bürsten Sie Ihren Körper mit einer Trockenbürste – binnen fünf Minuten werden Sie sich frischer fühlen als nach dem Genuss der herkömmlichen Aufputschmittel wie Kaffee oder Tee.

Heute gönne ich meinem Körper eine Trockenbürstenmassage.

11

Sich auf die Hände setzen

Immer nach dem Mittagessen ist es da – das Nachmittagstief. Kein Kaffee und erst recht kein Verdauungsschnäpschen können dem abhelfen. Es gibt allerdings eine verblüffend einfache, schnelle und kostenlose **Übung**, um den Kreislauf im Sitzen anzukurbeln:

Setzen Sie sich auf Ihre Hände (Handinnenflächen nach unten). Spüren Sie, wie das Blut durch Ihre Adern pulst. Nehmen Sie wahr, wie Ihre Blutzirkulation angeregt wird und Sie Energie tanken. Stellen Sie für diese Übung den Wecker auf fünf Minuten.

Wann immer mich heute Müdigkeit überkommt, setze ich mich auf meine Hände und erlebe, wie dadurch mein Kreislauf angeregt wird.

12

Joggen

Joggen ist gesund: Es sorgt für eine optimale Sauerstoffzufuhr im ganzen System und setzt Endorphine (Glückshormone) frei. Forschungen haben erwiesen, dass Joggen sogar gegen Depressionen hilft. Durch das Joggen, beispielsweise nach Feierabend, laufen Sie sich den Stress von der Seele. Viele Menschen joggen morgens vor dem Duschen und genießen den Start in den Tag inmitten der Natur. Wenn Sie joggen, achten Sie darauf, dass Sie im aeroben Bereich bleiben, d. h., laufen Sie, aber scheuchen Sie sich nicht. Genießen Sie vielmehr die Schönheit der Bewegung. Seien Sie mit den Gedanken stets bei dem Schritt, den Sie gerade vollziehen. Joggen Sie ganz im Hier und Jetzt. Da Joggingschuhe und Jogginganzug wenig Gepäckraum beanspruchen, können Sie sie auch auf Reisen mitnehmen.

Ein **Tipp** für Morgenmuffel: Legen Sie die Laufschuhe und Ihren Jogginganzug direkt neben das Bett. Ziehen Sie beides an, noch während Sie schlaftrunken sind, und laufen Sie einfach los. Lesenswert ist das Buch »Zen des Laufens« von Fred Rohé (Ryvellus Verlag, Freiburg).

Heute genieße ich es,
mich beim Joggen zu entspannen,
frühmorgens oder nach Feierabend.

13

Joggen ohne Schuhe

Hier ist eine weitere **Übung**, um das Nachmittagstief zu überwinden:

Setzen Sie sich mit geradem Rücken im sogenannten Pharaonensitz auf einen Stuhl: Die Beine stehen nebeneinander, die Hände liegen auf den Knien. Sollte Lärm Sie stören, benutzen Sie für diese Übung Ohropax. Schließen Sie die Augen und stellen Sie sich vor, Sie würden an einem traumhaften Strand oder in einem wunderschönen Wald joggen. Werden Sie in Gedanken immer schneller. Sehen Sie sich tatsächlich immer schneller laufen, bis Sie Ihr Jogging-Erlebnis mit einem Schluss-Sprint toppen. Erleben Sie, wie sich dadurch Ihre Atmung beschleunigt und wie Ihr Kreislauf angekurbelt wird – was die Fantasie bewirken kann! Um den Frischlufteffekt zu steigern, empfiehlt es sich, diese Übung bei offenem Fenster zu machen. Benutzen Sie, wenn Sie möchten, einen Wecker.

Diese Übung ist insbesondere für Menschen geeignet, die aufgrund von Knieproblemen nicht »wirklich« joggen können.

Wann immer mich Müdigkeit überkommt,
wirke ich dem entgegen, indem ich die Augen schließe
und in der Fantasie fünf Minuten jogge.

14

Frischekick durch Melonensaft

Melonensaft enthält nicht nur wertvolle Inhaltsstoffe, er entlastet die Verdauung und erfrischt. Zudem schwemmt er Schlackenstoffe aus dem Körper. Gerade an anstrengenden und heißen Arbeitstagen kann gekühlter Melonensaft die dringend benötigte Erfrischung bieten.

Empfehlung: Entsaften oder pürieren Sie das Innere einer Melone. Fügen Sie nach Geschmack frisch gepressten Zitronensaft und/oder Mineralwasser hinzu und stellen Sie das Ganze in den Kühlschrank. In kleinen Schlucken trinken.

Tipp: Ein besonderes Geschmackserlebnis stellt sich ein, wenn Sie verschiedene Melonensorten miteinander kombinieren, also z.B. Honig-, Galia- und Wassermelone.

Heute genieße ich frisch gepressten Melonensaft.

15

Licht macht froh

Licht hellt trübe Stimmungen auf und regt die Ausschüttung von Positiv-Hormonen wie Noradrenalin und Dopamin an. Nutzen Sie deshalb die Sonnenstrahlen: Sobald das Wetter schön ist, begeben Sie sich ins Freie oder zumindest ans Fenster. Spüren Sie die warmen Sonnenstrahlen auf Ihrer Haut. Sollten Sie einen Wintergarten haben, lassen Sie Ihren ganzen Körper von der Sonne bräunen. Bei schlechtem Wetter gönnen Sie sich ab und zu einen Solariumsbesuch (kurze Bestrahlungszeit wählen, damit die Haut nicht angegriffen wird) oder benutzen eine Farblampe. Ist beides nicht verfügbar, hilft eine normale Stehlampe (am besten mit Tageslichtbirne), die Sie auf Ihren nackten Körper richten, und Ihre Fantasie: Stellen Sie sich vor, Sie befinden sich bei wunderschönem Wetter am Strand. Spüren Sie in der Imagination, wie die Sonnenstrahlen Ihre Haut durchdringen, hören Sie das Rauschen der Wellen und »sehen« Sie die hellen goldenen Farben der strahlenden Sonne, deren Energie Sie tanken. 15 Minuten Fantasieurlaub in der Sonne (Wecker stellen) können bereits einen gewaltigen Erholungseffekt haben.

Heute gönne ich mir Sonnenlicht, einen Besuch im Solarium, eine Farblampenbestrahlung oder zumindest einen Fantasieurlaub in der Sonne.

16

Ein klarer Kopf durch Hand-Akupressur

In unserem Körper-Energie-System sind alle Teile des Körpers miteinander verbunden. Die nachfolgende **Übung** hilft gegen Kopfschmerzen, trübe Gedanken etc. Dafür müssen Sie jedoch den Kopf nicht einmal berühren, Ihre Hände reichen völlig aus:

Drücken Sie mit dem Daumen der rechten Hand fest auf die Mitte der linken Handinnenseite (unterhalb der Fingerwurzelknochen). Pressen Sie von außen mit dem Zeigefinger dagegen. Wenn Sie möchten, können Sie mit dem Daumen dabei leicht und langsam reiben. Spüren Sie in diesen Bereich hinein. Danach wechseln Sie die Hände. Lassen Sie los. Spüren Sie noch einmal in Ihre Hände und erleben Sie, wie durch diese Übung Ihr Kopf klarer geworden ist. Sie können mit dem gleichen Griff auch die Randbereiche der Hand massieren.

Wenn mein Kopf mehr Klarheit braucht, gönne ich mir eine Hand-Akupressur.

17

Ein Loblied auf die Zitrusfrüchte

Zitrusfrüchte sind Stimmungsaufheller, ob als »heiße Zitrone« mit Wasser gemischt, als Pampelmuse gegessen oder als Orangensaft frisch gepresst. Achten Sie darauf, Zitrusfrüchte aus kontrolliert biologischem Anbau zu kaufen. Doch nicht jeder verträgt Orangen und Zitronen. Wer Probleme mit dem Magen oder Allergien hat, kann sich mit ätherischen Zitrus-Ölen für die Duftlampe behelfen. Der Raum wirkt so frisch und klar.

Tipp: Als kleine Erfrischung zwischendurch einige Tropfen ätherisches Öl zwischen den Handflächen verreiben und daran schnuppern.

Heute esse ich bewusst eine stimmungsaufhellende Zitrusfrucht oder verreibe ein paar Tropfen Zitrus-Öl zwischen den Händen.

18

Lachender Buddha

Lachen ist die beste Medizin. Es stärkt das Immunsystem, macht glücklich und lässt die Sorgen vergessen. Lachen fördert die Sauerstoffversorgung des Körpers, bringt einen ganz ins Hier und Jetzt. Die »Lachtherapie« ist mittlerweile geradezu ein neuer Erwerbszweig geworden. Hierbei geht es nicht darum, jemanden auszulachen, sondern das Lachen wieder als Ausdruck von Lebensfreude anzunehmen, mit dem grundlos glücklichen Kind oder dem lachenden Buddha in sich in Kontakt zu kommen. Spontan lachen können Sie lernen:

Übung: Setzen Sie sich entspannt hin. Ziehen Sie Ihre Mundwinkel nach oben und halten Sie Ihren Bauch zwischen den Händen. Drücken Sie ihn ganz leicht nach innen, während Sie die Silbe »ha« von sich geben, lassen Sie dann wieder los. Fühlen Sie in Ihren Bauch hinein, während Sie lachende, glucksende Geräusche wie »Hahaha, hihihi, hohoho« produzieren. Es ist nicht wichtig, besonders laut oder heftig zu lachen, sondern mit der lachenden Energie in sich in Kontakt zu kommen. Ein wenig Schauspielerei kann am Anfang helfen. Stellen Sie den Wecker auf fünf Minuten und lachen Sie sich frei.

Heute lerne ich, fünf Minuten aus mir heraus zu lachen – ohne Grund.

19

Erholung für die Augen

Die Augen müssen heute eine Menge leisten und oft stundenlang kleinste Buchstaben und Zeichen am Bildschirm verfolgen. Wir tun aus diesem Grund gut daran, die Augen immer wieder gezielt zu entspannen.

Übung: Drücken Sie die Daumen auf die Ränder der knöchernen Augenhöhlen unterhalb der Brauen, möglichst direkt an der Nasenwurzel. Dort liegt ein wichtiger Akupressurpunkt für den Blasenmeridian, der mit dem Stressabbau zu tun hat. Dann führen Sie die Fingerspitzen halbkreisförmig sanft über die geschlossenen Augenlider. Danach legen Sie die gewölbten Hände über die Augen und stützen die Ellenbogen auf. Genießen Sie die wohltuende Weite, die dabei vor Ihren Augen entsteht. Stellen Sie dafür den Wecker auf fünf Minuten.

Heute gönne ich meinen Augen eine Entspannung, indem ich für einige Minuten die gewölbten Hände über die Augen lege und das Gefühl von Weite genieße.

20

Mithilfe von Kopfhörern in eine andere Welt eintauchen

Im Gegensatz zu Lautsprechern erlauben Ihnen Kopfhörer, sich in Ihre eigene (Klang-)Welt zu begeben. Sie können sich durch geeignete Musik vom Alltag abkoppeln, gedanklich »aussteigen« und auf den Wellen der Klänge tanzen. Hierfür sollten Sie die Musik bewusst wählen. Klassische Musik verfügt über eine klare und geordnete Struktur und ist deshalb zu empfehlen, doch auch gegen Ihr Lieblingslied ist nichts einzuwenden. Genauso wichtig wie das richtige Musikstück ist die »Kunst des Hörens«. Lauschen Sie den Klängen ganz bewusst, ohne gedanklich voranzueilen oder hinterherzulaufen. Nehmen Sie jeden Ton »im Jetzt« auf. Entsprechende Musik hilft Ihnen, Ihre Nerven zu beruhigen (Barockmusik) oder Vitalenergie zu erzeugen (Beethoven-Ouvertüren). Reizvoll ist es, sich einmal in ungewohnte Klänge zu vertiefen, z.B. »Sacre du Printemps« oder den »Feuervogel« von Strawinsky. Bereits fünfminütiges »Eintauchen in eine fremde Welt« kann Ihnen Kraft für die weitere Alltagsbewältigung geben.

Wichtig: Beim Musikhören nichts anderes tun.

Heute höre ich mit dem Kopfhörer Musik und versinke in eine andere Welt.

21

Das Wunder der Farben nutzen

Farben sind Energien. Durch die Wahl der richtigen Farben können Sie Ihre Energien steuern: Dunkelblau beruhigt, Gelb wirkt stimmungsaufhellend, Orange macht fröhlich, Rot gibt Power. Es gibt viele Wege, um sich mithilfe von Farben gezielt positiv zu beeinflussen: Man kann eine Wand farbig streichen und immer, wenn man die mit dieser Farbe verbundene Energie braucht, an der Wand vorbeigehen. Man kann eine Farbe anschauen und so meditieren. Die billigste Möglichkeit bieten Plakatkartons aus dem Schreibwarenladen oder ein Farbenbuch wie das bereits erwähnte »Colour Kingdom« (vgl. Tipp vom 14. März). Auch bunte Kleidung – Tuch, Schal, Jackett etc. – hat eine positive Wirkung. Farblampen wirken bis zu den Schichten unterhalb der Haut. Wer kein Brillenträger ist, kann Farbbrillen ausprobieren, bei denen man, je nach Stimmung, die farbigen Gläser auswechseln kann.

Heute nutze ich die Kraft der Farben,
indem ich mich z.B. mit der Farbe Rot anregen
oder von der Farbe Blau beruhigen lasse.

22

Selbst gemachter Kräutertee

Wenn Sie es sich zeitlich leisten können, kaufen Sie keine Teebeutel-Mischungen aus dem Supermarkt, sondern stellen Sie Ihren Tee aus Blüten, Kräutern etc. selbst her. Bei Nervenanspannung empfehlen sich Johanniskrautblüten, Melisse harmonisiert, Hopfenzapfen beruhigt, Pfefferminze schärft das Denken und Kamille fördert die Gesundheit ganz allgemein.

Einfach die Blüten oder Kräuter mit kochend heißem Wasser übergießen, zehn Minuten ziehen lassen, abseihen und gegebenenfalls in eine Thermoskanne füllen.

Heute mache ich mir eine Kanne Anti-Stress-Tee, z.B. mit Johanniskrautblüten, den ich über den Tag verteilt genieße.

23

Lichtdusche

Wenn Sie das nächste Mal unter der Dusche stehen, duschen Sie nicht einfach nur mit Wasser. Stellen Sie sich vor, dass aus der Dusche Lichtfontänen strömen, die Ihren Körper von innen und außen reinigen und durchstrahlen. Sollten Sie sich während des Tages einmal müde fühlen, nutzen Sie ebenfalls die Lichtdusche. Dafür müssen Sie sich nicht ins Bad begeben. Schließen Sie einfach die Augen, während Sie an Ihrer Arbeit sitzen, und stellen Sie sich vor, dass sich Lichtstrahlen auf Sie, um Sie und durch Sie hindurch ergießen. Genießen Sie das daraus erwachsende Gefühl der Reinheit und Frische.

Heute gönne ich mir eine imaginäre Lichtdusche, indem ich mir beim Duschen oder auch beim Arbeiten vorstelle, dass Lichtfontänen auf mich niederregnen und mich reinigen.

24

Vokal-Identifikation

Stellen Sie sich vor, kein Mensch, sondern ein Vokal zu sein, beispielsweise ein »O«. Wie würden Sie sich fühlen, wenn Sie ein »O« wären? Rund, ausgewogen, in sich ruhend oder anders? Dann stellen Sie sich vor, Sie seien ein »I«. Wie fühlt sich das an? Gerade, aufrecht, zielstrebig? Und wie wäre es, ein »A« zu sein? Bodenständig, materiell, zentriert? Was fühlen Sie als »E«? Aussagekraft, Expansion? Und als U? Berührt das U Ihren Unterbauch, Ihre Gefühle? Finden Sie Ihre eigenen Bezeichnungen für die Eigenschaften der Vokale, während Sie sich in sie einfühlen. Dann verwenden Sie die Vokal-Identifikation je nach Bedarf: Brauchen Sie Strebsamkeit, verwandeln Sie sich in ein I, benötigen Sie Ausdruckskraft, werden Sie zum E usw.

Heute verwandle ich mich in den einen oder anderen Vokal und spüre nach, wie sich das anfühlt.

25

Toning (Tönen)

Klänge haben Kraft. Das Tönenlassen von Klängen führt zu positiven Rückwirkungen, nicht nur auf die Raumatmosphäre, sondern auch auf den eigenen Körper. Sie müssen kein Opernstar sein, um die Kraft des Tonings (Tönens) zu nutzen. Tönen Sie einfach Ihrer Stimmung entsprechend einen Vokal nach Wahl. Atmen Sie tief ein – und lassen Sie den Vokal in Ihnen aufsteigen. Drücken Sie ihn mithilfe Ihrer Stimme aus: »U« entspricht den Wurzelkräften des Menschen und erdet. »O« ist mit dem Bauch und Solarplexusbereich verbunden und beruhigt. »A« gehört zum Herzbereich und harmonisiert Herz, Lungen und Bronchien. »E« beruhigt den Halsbereich und wirkt befreiend. »I« stimuliert die Hypophyse und reinigt den Kopf. »Ü« steht in Verbindung mit der Zirbeldrüse und macht empfänglich für Inspiration.

Heute übe ich mich einmal im Vokaltönen. Egal,
ob es ein tiefes U, O, A oder ein helles E, I oder Ü ist,
das ich von mir gebe – ich töne mich frei.

26

Bananen und enzymreiche Früchte für die Nerven

Bananen liefern dem Körper wertvolle Mineralien (Magnesium, Kalium), enthalten leicht verdauliche Kohlenhydrate, stillen aufgrund ihrer Süße das Bedürfnis nach Zucker und enthalten die wertvolle Aminosäure Tryptophan. Von ähnlich hoher Qualität und ebenfalls süß sind Feigen, Datteln und enzymreiche Früchte wie getrocknete Bananen, Mangos, Papayas und Ananas. Diese Früchte bringen Ihnen sofort neue Energie. Hierbei ist es jedoch wichtig, dass Sie dieses hochwertige Trockenobst in kleinen Portionen essen und jeden Bissen langsam und gründlich kauen.

Ein weiterer Vorteil: Während weißer Zucker die Nerven belastet, wirken sich Bananen und Enzymfrüchte positiv aus.

Heute esse ich statt Süßigkeiten Bananen oder anderes enzymreiches Obst.

27

Das Anti-Stress-Fußbad

Unterschätzen Sie die wohltuende Wirkung eines Fußbades nicht! Die Füße nehmen dabei auf entspannende Weise Wärme auf, entsprechende Badezusätze regen entweder an (Rosmarin) oder beruhigen (Baldrian). Für das Fußbad genügt eine kleine Plastikwanne, wie sie im Haushaltswarengeschäft erhältlich ist. Wer es exklusiver mag, leistet sich eine Fußbadewanne mit Mini-Whirlpool. Das sprudelnde Wasser macht dann je nach Bedarf putzmunter oder angenehm schläfrig. Die beheizbare, meist genoppte Unterlage stimuliert die Fußreflexzonen. Danach die Füße abtrocknen, warme Socken anziehen und wenn möglich die Beine einige Minuten hochlegen. Ein warmes Fußbad mit langsam ansteigenden Temperaturen eignet sich übrigens auch bei Schlafstörungen. In diesem Fall sollten Sie die warmen Socken im Bett anlassen.

Heute gönne ich mir ein warmes Fußbad.

28

Kieselsteinwandern: eine weitere Wohltat für Ihre Füße

Vielleicht erinnern Sie sich an das angenehme Gefühl, das Sie hatten, als Sie im Sommer barfuß über einen Strand mit runden Kieseln gelaufen sind und Ihre Fußreflexzonen dabei angeregt wurden. Ihre ganzen Körperenergien kamen dabei ins Fließen. Das ist auch in den eigenen vier Wänden zu machen. Sammeln Sie dafür kleine runde Kieselsteine. Schütten Sie sie in eine kleine Plastikwanne (z.B. eine Waschschüssel), legen Sie entspannende Musik auf und »wandern« Sie barfuß in der Schüssel. Wenn Sie keine Kiesel finden, eignen sich stattdessen auch getrocknete Bohnen. Natürlich können Sie auch im Freien, wann immer es möglich ist, über abgerundete Kiesel gehen, zum Beispiel im Garten oder am nahe gelegenen Strand oder Flussufer.

Heute laufe ich barfuß über runde Kieselsteine (ersatzweise getrocknete Bohnen), die ich für diesen Zweck gesammelt habe.

29

Autogenes Training

Das autogene Training wurde in den 30er-Jahren des letzten Jahrhunderts von dem Berliner Arzt Dr. Schultz entdeckt und hat seitdem nichts von seiner Attraktivität verloren. Es fördert die augenblickliche Entspannung und Regeneration mithilfe autosuggestiver Formeln. Nachfolgend eine kleine **Einführung:**

Sie sitzen bequem auf der ganzen Sitzfläche eines Stuhls, die Beine stehen rechtwinklig nebeneinander, die Arme liegen locker auf den Beinen. Entspannen Sie sich, schließen Sie die Augen und sagen Sie sich fünfmal: »Rechter Arm schwer und warm!« Danach wiederholen Sie fünfmal: »Linker Arm schwer und warm!«, dann fünfmal: »Rechtes Bein schwer und warm!« und zuletzt fünfmal: »Linkes Bein schwer und warm!« Spüren Sie jeweils der Schwere, Wärme und Entspannung in Ihrem Körper nach. Dann holen Sie sich zurück in den Alltag, indem Sie zweimal ruckartig die Fäuste zur Brust ziehen und sich sagen: »Ich bin ganz wach!« Jetzt können Sie mit frischen Kräften dort weitermachen, wo Sie vor dem Training aufgehört haben. Je länger Sie üben, umso stärker werden die Formeln im Unterbewusstsein verankert.

Tipp: Vor dem Einschlafen angewendet, fördert das autogene Training die Schlafbereitschaft.

Heute teste ich einmal die wohltuende Wirkung des autogenen Trainings.

30

Der Storch im Salat

Eine Erfrischung besonderer Art liefert uns die Natur. Alles, was wir dafür benötigen, ist eine Wiese, auf der wir relativ unbeobachtet sind.

Übung: Ziehen Sie Schuhe und Strümpfe aus. Stolzieren Sie wie ein Storch über das Gras und achten Sie darauf, dass Sie bei jedem Schritt zügig die Knie ganz nach oben ziehen. Spüren Sie die erfrischende Kraft, die aus dem Boden kommt. Am meisten Spaß macht diese Übung morgens, wenn das Gras noch frisch und nass vom Tau ist. Danach rubbeln Sie die Füße mit einem Handtuch ab, bevor Sie Schuhe und Socken wieder anziehen.

Heute schreite ich barfuß über eine Wiese
und genieße die Frische und Entspannung,
die daraus erwächst.

31

After Work Party (»Fit in den Feierabend«)

Überall in den Großstädten gibt es mittlerweile »After Work Partys«: Nachmittags-Diskotheken öffnen ihre Pforten bereits um 16.00 Uhr und laden zum Abtanzen ein. Tanzte man früher, um andere Menschen kennenzulernen, zu flirten oder zu beeindrucken, gibt es heute einen neuen Trend: das Entspannungstanzen. Entspannungstänzer sind Menschen, die nicht für Zuschauer tanzen, sondern für sich selbst.

Tipp: Fahren Sie direkt nach der Arbeit in die Diskothek, gehen Sie ungeniert auf die Tanzfläche und schütteln Sie allen Stress und alle Anspannungen aus Ihrem Körper heraus. Drücken Sie Ihre (aufgestauten) Emotionen aus und gehen Sie beim Tanzen in sich und zugleich aus sich heraus. Lassen Sie sich von der Musik bewegen. Am Anfang kommen Sie sich vielleicht noch ein wenig hölzern vor, doch im Laufe der Zeit werden Sie immer mehr mit dem Rhythmus und dem Takt der Musik verschmelzen. Lassen Sie alle Gedanken los. Wenn Sie möchten, schließen Sie die Augen.

Tanzen steigert übrigens die Produktion des »Glücksmacher-Botenstoffs« Serotonin.

Heute tanze ich mir meinen Stress von der Seele,
z.B. bei der After Work Party in einer
Nachmittags-Diskothek.

Juni

Von »Sich eine Auszeit nehmen« bis »Selbstannahme«

1

Sich eine Auszeit nehmen

Blaise Pascal notierte einmal: »Ich habe entdeckt, dass alles Unglück der Menschen von einem Einzigen herkommt; dass sie es nämlich nicht verstehen, in Ruhe in einem Zimmer zu bleiben und ... nichts zu tun!« Auszeiten sind Regenerationszeiten für die Seele. Nehmen Sie sich heute eine solche Auszeit. Ob Sie sich ein Trompetenkonzert von Telemann anhören oder eine gute Tasse (grünen) Tee trinken – und dabei nichts anderes tun – genießen Sie es. So werden kreative Kräfte angeregt, die Energiedepots laden sich neu auf.

Heute gönne ich mir eine halbe Stunde Nichtstun.

2

Kraft im Kreuz

Das Kreuz ist für viele Menschen ein besonderer Gefahren- und Schmerzpunkt (»Hexenschuss«) und sollte deshalb regelmäßig trainiert werden. Nachfolgend eine sehr leichte und zudem angenehme **Übung**, die den Energiefluss im Kreuz wiederherstellt:

Legen Sie sich auf den Rücken. Die Füße und Unterschenkel legen Sie auf einen Stuhl, sodass die Beine einen mehr oder weniger rechten Winkel ergeben. Heben Sie nun das Gesäß leicht an, während Sie die Unterschenkel auf die Sitzfläche des Stuhles pressen. Achten Sie darauf, dass die untere Wirbelsäule gerade bleibt. Spüren Sie in Ihr Kreuz hinein. Fühlen Sie die Kraft, die dort vorhanden ist. Dann legen Sie die Wirbelsäule wieder komplett ab und drücken das Kreuz gedanklich in den Boden (der Bauch ist dabei leicht angezogen). Achten Sie darauf, dass Sie kein Hohlkreuz machen, sondern das Kreuz und die untere Wirbelsäule wirklich auf dem Boden spüren. Wiederholen Sie die Übung. Halten Sie in beiden Positionen einige Zeit inne. Dann lassen Sie los, spüren den Energiefluss und die Kraft im Kreuz. Gehen Sie wieder an Ihre Arbeit. Durch regelmäßiges Training werden die Mikromuskeln gestärkt, die das Kreuz umgeben. Sie entwickeln »ein starkes Kreuz«.

Heute bin ich mir meines Kreuzbeines bewusst und spüre die Kraft im Kreuz, im Sitzen, bei der Arbeit, beim Gehen, überall.

3

Hand-Knie-Becken-Integration

Heute lernen Sie eine kleine, sehr angenehme **Übung** für Becken und Knie kennen, die den ganzen Körper entspannt und dem unteren Rücken guttut:

Legen Sie sich auf den Rücken. Imaginieren Sie Ihre »Beckenuhr« und stellen Sie sich vor, dass auf Ihrem unteren Rücken eine große Uhr aufgemalt ist. Umfassen Sie nun mit Ihren Händen beide Knie, die rechte Hand umfasst das rechte, die linke Hand das linke Knie. Führen Sie nun die zusammengelegten Knie mithilfe Ihrer Hände in eine Kreisbewegung. Achten Sie darauf, dass Sie dabei mit dem Becken die Ziffern Ihrer »Beckenuhr« abrollen. Eine – sehr langsame – Kreisbewegung in die eine und dann in die andere Richtung genügt vollkommen. Bleiben Sie dann noch einige Sekunden in der Position und spüren Sie der Entspannung in Ihrem Becken nach.

Heute entspanne ich bewusst Hände,
Knie und Becken.

4

Fantasieurlaub einmal anders

Gerade in der Hektik des Alltags leidet man oft unter zu hohem Blutdruck und Puls. Da das Unterbewusstsein unseren »inneren Bildern« folgt, gibt es eine einfache Möglichkeit, den Puls wieder herunterzufahren.

Übung: Legen Sie eine CD mit Wellenrauschen in Ihren CD-Player. Stellen Sie sich vor, Sie liegen am Meer. Sie hören die Meereswellen rauschen. Beobachten Sie Ihren Atem und genießen Sie die sofortige Entspannung. Wenn Straßengeräusche stören, sagen Sie sich: »Geräusche völlig unwichtig.« Wenn Ihr Verstand Sie durch Erinnerungen an Tagesgeschäfte ablenkt, sagen Sie sich: »Jetzt nicht, jetzt bin ich in der Karibik.« Bereits fünf bis zehn Minuten Fantasieurlaub am Strand reichen für eine Totalentspannung. Damit Sie keinen Termin verpassen, sollten Sie sich einen Wecker stellen.

Heute mache ich Fantasieurlaub an einem Sandstrand und entspanne mich dabei.

5

Positive Psychologie

Der Stressforscher Prof. Curt Richter führte einen interessanten Versuch mit Ratten durch. Bei diesem Versuch wurde ein Becken mit Versuchsratten unter Wasser gesetzt. Nach wenigen Minuten wurde das Wasser wieder abgelassen, sodass die Tiere »lernten«, dass sie die Flutung überleben können. In einem weiteren Versuch wurden trainierte und untrainierte Ratten in ein Becken gesetzt. Dieses wurde ebenfalls geflutet. Allerdings wurde das Wasser nicht abgelassen, sondern die Tiere wurden einzeln in dem Augenblick gerettet, in dem sie aufgeben wollten. Es konnte festgestellt werden, dass die trainierten Ratten um ein Vielfaches länger durchhielten als die Ratten, die nicht an eine Rettung glaubten. Im Falle einer wirklichen Katastrophe hätten damit möglicherweise die trainierten Ratten überlebt, die untrainierten jedoch nicht.

Heute glaube ich an meinen Erfolg
und an meinen Sieg, auch wenn er derzeit
noch nicht sichtbar ist. Ich mache mir bewusst,
wo ich innerlich bereits aufgegeben habe,
und schöpfe für diese Bereiche neuen Lebensmut.

6

Positive Bewertungen finden

Durch die Art und Weise, wie wir uns und unsere Mitmenschen bewerten, motivieren oder demotivieren wir uns, je nach Wortwahl. Man kann sich als »nervös« oder als »aktiv« empfinden, sich als »deprimiert« oder »in einer kreativen Pause befindlich« wahrnehmen. Ein Widersacher kann »ein bösartiger Mensch« sein oder jemand, der »noch um die letztendliche Wahrheit ringt«.

Tipp: Stets bestimmen Sie durch Worte und Einstellung, wie viel Stress Ihnen das Leben bereitet. Deshalb achten Sie auf Ihre Wortwahl.

Heute verwende ich motivierende Bewertungen für mich und andere.

7

»Die Walze«

»Die Walze« ist eine hervorragende Anti-Stress-Übung und eignet sich insbesondere bei Schlafstörungen.

Übung: Legen Sie sich auf den Rücken, winkeln Sie die Beine an, stellen Sie die Füße auf. Eine Hand liegt auf dem Bauch, die andere auf dem geistigen Herzen (der Thymusdrüse, in der Mitte der Brust). Atmen Sie erst einmal tief aus. Beim nächsten Einatemzug lassen Sie den Atem zuerst in den Bauch strömen. Spüren Sie, wie der Bauch sich mit Luft füllt. Dann strömt der Atem in die Seiten und in den Brustkorb. Die Übergänge dieser drei Bereiche, Bauch, Seite, Brustkorb, werden dabei fließend. Halten Sie die Luft für einen Atemzug. Beim Ausatmen imaginieren Sie, dass sich zuerst die Lunge, dann die Seiten, dann der Bauch leeren. Stellen Sie sich vor, dass eine Walze über Sie fährt, die alle Luft aus Ihnen herauspresst. Nach vier bis fünf Atemzügen werden Sie tief entspannt sein.

Heute stelle ich mir im Liegen vor,
dass ich den Stress mit dem Ausatmen
wie mit einer Walze aus mir herausdrücke.

8

Stopp dem Negativen

Es ist stets die Frage, ob Sie die Gedanken beherrschen oder die Gedanken Sie. Gedanken, die Sie nicht loswerden, werden Ihr Los. Gegen negative Denkketten hilft Bewusstheit. Die nachfolgende **Übung** stammt aus dem Zen:

Wann immer ein negativer Gedanke auftaucht, sagen Sie einfach »Stopp«! Hören Sie in dem Augenblick auf, überhaupt zu denken. Alternativ können Sie statt »Stopp« auch »Denken« sagen. Sie signalisieren Ihrem Bewusstsein damit, dass Sie die (negativen) Gedankenketten als »Denken« wahrgenommen haben. Sie kommen wieder zu Bewusstsein, sind wieder ganz »Sie selbst«! So fällt eine Menge »Negativ-Denken-Stress« von Ihnen ab.

Heute beobachte ich meine Gedanken.
Wann immer ein negativer Gedanke auftaucht,
sage ich zu ihm »Denken« oder »Stopp«
und komme so zu Bewusstsein.

9

Zwiesprache mit dem Ungelösten

Gelegentlich müssen wir erleben, dass wir uns, manchmal schon in kleinen Dingen, unbewusst zerstörerisch verhalten. In vielen Fällen liegt hinter destruktivem Verhalten eine ursprünglich positive Absicht. Wer arrogant ist, will sich beispielsweise vor Verletzung schützen, wer sich selbst stets seiner Fehler bezichtigt, scheut die Kritik anderer Menschen. Besser als Selbstbezichtigung ist es, um SACHLICHE Kritik zu bitten und sich gleichzeitig gegen PERSÖNLICHE Angriffe zu verwahren. Ähnliche Lösungen finden Sie auch für andere scheinbar negative Reaktionsweisen: Um sie abzulegen, empfiehlt es sich, mit ihnen ein Interview zu führen und ihre wahre Absicht näher kennenzulernen.

Übung: Zerstörungswut, Destruktivität, Anarchie, Beleidigung des Partners oder Selbstanklage – stellen Sie sich das Verhaltensmuster als eine (Unter-)Persönlichkeit vor. Beschreiben Sie die Person gedanklich. Fragen Sie sie:

- »Warum handelst du so durch mich?«
- »Was ist deine positive Absicht dahinter?«
- »Wie könnten wir gemeinsam die positive Absicht auf eine geschicktere Weise realisieren?«

Heute halte ich Zwiesprache
mit einem unerlösten Verhaltensmuster in mir
und suche einen besseren Weg des Umgangs.

10

Überkreuzbewegungen im Liegen

Die folgende **Übung** hilft gegen Müdigkeit und Lustlosigkeit, insbesondere wenn Sie sie zehn Minuten durchhalten. Sie fördert die Spannkraft und sorgt dafür, dass der Atem den ganzen Körper durchströmt:

Sie liegen auf dem Rücken. Die Arme sind angewinkelt, die Beine ausgestreckt. Nun berühren Sie mit dem Ellenbogen jeweils das gegenüberliegende Knie. Der rechte Ellenbogen geht zum linken Knie. Dann geht der linke Ellenbogen zum rechten Knie. Immer abwechseln, hoch und runter. Nach einigen Minuten werden Sie sich vitalisiert und voller Kraft fühlen. Es empfiehlt sich, bei dieser Übung die Fenster geöffnet zu haben und so für ausreichend frische Luft zu sorgen.

Heute vitalisiere ich mich durch
Überkreuzbewegungen im Liegen.

11

Täglich einmal den Puls hochtreiben

Einmal täglich sollten Sie den Puls beschleunigen! Die Forschungen des Kardiologen Ralph Pfaffenberger ergaben in den 60er-Jahren, dass durch tägliche Bewegung das Herzinfarkt-Risiko deutlich reduziert und das Immunsystem gestärkt wird. Ob Sie joggen, Rad fahren, Ski laufen oder schwimmen – jedes Mal, wenn Sie trainieren, werden Milz, Lymphozyten und Stoffwechsel angeregt. Die vermehrte Aktivität der weißen Blutkörperchen, der »Killerzellen«, wirkt vorbeugend gegen schädliche Eindringlinge und dient sogar der Krebsprävention. Sport am Morgen hilft, sich optimal auf den Tag einzustimmen, der Kopf wird frei und klar. Sport am Abend hilft, den (Büro-)Alltag loszulassen.

Heute treibe ich eine mir gemäße Art
des Bewegungssports und sorge dafür,
dass ich den Kreislauf richtig auf Touren bringe.

12

Bewegen statt ruhen, stehen statt sitzen

Menschen, die sich körperlich bewegen, sind auch im Geist agiler. Wann immer Sie sich festgefahren fühlen, sollten Sie sich körperlich bewegen, um auf neue Gedanken zu kommen. Wenn Sie am Schreibtisch arbeiten, sollten Sie immer wieder aufstehen und umhergehen, insbesondere dann, wenn ein Gedankengang gerade »stockt«. Viele kreative Menschen haben mittlerweile zusätzlich zum normalen Schreibtisch ein Stehpult, weil es die Inspiration verbessert. Sie können ein solches Stehpult ziemlich einfach selbst herstellen, indem Sie an der Wand in der richtigen Höhe ein Brett anbringen.

Statt mit dem Auto zu fahren, benutzen Sie bei schönem Wetter doch einmal das Fahrrad, beispielsweise auf dem Weg zum Einkaufen oder zur Arbeit, auch das ist ein Beitrag zur inneren und äußeren Bewegung.

Heute bringe ich körperliche Bewegung
in meine alltäglichen Aufgaben.

13

I'm walking

Der Alltag bietet genug Möglichkeiten, um in Bewegung zu kommen – auch ohne Jogginganzug. Nachfolgend drei Vorschläge, um etwas für Ihren Kreislauf zu tun:

1. Gehen Sie mehrmals in zügigem Tempo eine Treppe hoch und herunter (ersetzt den Stepper).
2. Stop and go: Laufen Sie eine Strecke von z.B. einem Kilometer in sehr flottem Tempo, stellen Sie sich dabei vor, Sie müssten die S-Bahn oder die Straßenbahn erreichen.
3. Walking: Nehmen Sie sich vor, mindestens 15 bis 20 Minuten zügig zu laufen, und achten Sie auf geeignete Kleidung (kein Mantel, sondern Pullover oder Jacke). Beim Walking gibt es eine Lauftechnik, die nicht nur gelenkschonend ist, sondern den ganzen Körper durcharbeitet: Stoßen Sie sich mit jedem Schritt kräftig ab. Setzen Sie dabei den Fuß bewusst mit der Ferse zuerst auf und rollen Sie ihn über die ganze Fußsohle gleichmäßig ab – bis zum Ballen. Die Bewegung geht dabei von den Füßen aus. Die Hüfte bleibt relativ gerade. Bleiben Sie in den Knien locker, lassen Sie die Schultern entspannt und schwingen Sie die Arme gegengleich zu den Füßen.

Heute walke ich 15 bis 20 Minuten, ersatzweise laufe ich eine Treppe mehrmals hinauf und hinunter oder einen Kilometer in sehr zügigem Tempo.

14

Kraftsport schafft Reserven gegen Stress

Man weiß mittlerweile, dass Muskeln nicht nur vor körperlichen, sondern auch vor emotionalen Angriffen schützen. Man fühlt sich mehr in Einklang mit seiner Kraft und weniger anfällig für Störungen. Eine skandinavische Studie verglich über mehrere Jahre Lebensgewohnheiten und Fitnesszustand verschiedener Bevölkerungsgruppen. Unter anderem wurden auch ältere Kraftsportler (ca. 70 Jahre alt) untersucht, die regelmäßig ins Fitnessstudio gingen. Das Ergebnis: Die Kraft und Muskelmasse der Senioren war größer als die von untrainierten 30-Jährigen. Die Studie wies auch nach, dass die Senioren durch Fitness ihre gute Figur bis ins hohe Alter halten konnten. Gerade ältere Menschen neigen oft zu Fettleibigkeit und Schwäche, da der Stoffwechsel-Grundumsatz immer mehr zurückgeht. Durch Fitnesstraining kann dem entgegengewirkt werden.

Laut einer repräsentativen Umfrage haben Menschen, die sich regelmäßig sportlich betätigen, auch mehr Spaß am Sex als Couch Potatoes. Der Umfrage zufolge ist es das gesteigerte Körperbewusstsein, das erotische Stunden zu zweit schöner macht.

Heute betreibe ich Fitnesstraining –
und wenn es nur ganz wenig ist.

15

Rumpfbeugen zur Energieaufladung

Sit-ups (Rumpfbeugen) kräftigen nicht nur den gesamten Bauchbereich und sorgen für einen flachen Bauch, sie eignen sich auch hervorragend als Entspannungsübung.

Übung: Legen Sie sich auf den Rücken. Die Beine sind angewinkelt, die Füße stehen schulterbreit nebeneinander mit der ganzen Fußsohle auf dem Boden. Der untere Rücken drückt in den Boden (kein Hohlkreuz). Die Arme sind hinter dem Kopf verschränkt. Fixieren Sie über Ihrem Kopf einen Punkt an der Decke. Heben Sie den Kopf und den Rücken vom Boden ab. Spannen Sie die Bauchmuskeln dabei an (ausatmen). Lassen Sie den Blick auf die Decke gerichtet, während Sie den Oberkörper wieder ganz ablegen. Vollziehen Sie ca. 20 bis 30 Rumpfbeugen. Danach bleiben Sie auf dem Rücken liegen, legen die Handballen auf die Augenhöhlen und spüren, wie die Entspannung durch den ganzen Körper, insbesondere durch den Bauchbereich flutet.

Heute entspanne ich mich mithilfe von Rumpfbeugen und anschließendem Nachspüren.

16

Kraft im Unterbauch

Am Übergang zwischen Ober- und Unterbauch kann man physiognomisch erkennen, ob ein Mensch sich bereits aufgegeben hat oder noch über Vitalreserven verfügt, im zweiten Fall hat er noch Kraft im Unterbauch. Kraft im Unterbauch ist mit Durchsetzungsvermögen verbunden. Der Stress geht einem nicht so sehr in die Eingeweide. Eine leichte, kleine **Übung** für die unteren Bauchmuskeln:

Legen Sie sich auf den Rücken. Verschränken Sie die Arme hinter dem Kopf. Stellen Sie die Füße auf, sodass die Beine angewinkelt sind. Dann heben Sie die Füße ein wenig vom Boden ab. Nun ziehen Sie mit dem Ausatmen die Knie noch ein Stück weiter zum Körper hin, während der Bauch in Spannung bleibt. Diese Bewegung vollziehen Sie ausschließlich mit den unteren Bauchmuskeln. Helfen Sie nicht mit dem Gesäß oder den Beinen nach. Unter- und Oberschenkel sollten dabei stets einen 90-Grad-Winkel beschreiben. Spüren Sie die Spannung im Bauch. Dann atmen Sie ein und gehen wieder in die ursprüngliche Stellung zurück.

Heute spüre und trainiere ich die Kraft in meinem Unterbauch.

17

»Fliegende Kobra«

Hier eine weitere **Übung** für die unteren Rückenmuskeln: Legen Sie sich mit der Stirn auf dem Boden auf den Bauch. Die Beine sind leicht gespreizt, die Hände hinter dem Kopf verschränkt, während die Ellenbogen auf dem Boden aufliegen. Nun heben Sie Kopf und Ellenbogen vom Boden ab. Das Kinn bleibt dabei zur Brust gerichtet. Spüren Sie dabei die Kraft in den unteren Rückenmuskeln. Atmen Sie in der Aufwärtsbewegung aus. Beim Runtergehen atmen Sie wieder ein. Bereits einige »fliegende Kobras« machen den Kopf klar und bringen Sie wieder auf andere Gedanken.

Heute trainiere ich meine unteren Rückenmuskeln,
z. B. mithilfe der »fliegenden Kobra«.

18

Anti-Stress-Schwitzen in der Sauna

Ein Saunabesuch wirkt auf jeden Fall entstressend. Ob Sie sich für eine Dampfsauna entscheiden (gut für die Bronchien), eine finnische Sauna (trocken und heiß) oder eine Bio-Sauna (weniger heiß, eventuell mit Farblichtbestrahlung) – die ansteigende Wärme entschlackt und entgiftet den Körper. Die Regeneration wird gefördert. Nach der Sauna sollten Sie viel trinken (Wasser, Fruchtsäfte) und ca. 30 Minuten nachruhen. Als Krönung empfiehlt sich nach der Sauna ein ansteigend warmes Fußbad. So kann »Entspannung total« einkehren.

Heute gönne ich mir einen Saunabesuch.

19

Mit dem Körper auf Tuchfühlung

Nur wenige Menschen leben IN ihrem Körper, fühlen in ihn hinein. Indem Sie in Ihren Körper hineinspüren, regen Sie die Selbstheilungskräfte und den Immunschutz an. Zudem löst sich der Stress und Entspannung kehrt ein. Wie aber können Sie in Ihren Körper hineinspüren?

Vielleicht möchten Sie in Ihren Körper hineinleuchten wie mit einer Taschenlampe. Oder Sie lassen Ihr Bewusstsein mit dem Atem in die verschiedenen Körperteile wandern, insbesondere in solche, die wehtun. Eine dritte Methode, um mit dem Körper-Bewusstsein Kontakt aufzunehmen, ist, mit dem Körper zu sprechen: »Lieber Körper, du hast mir ein Leben lang gedient und ich habe dir bisher so wenig dafür gedankt. Wenn es etwas gibt, das ich für dich besser tun kann als bisher, bitte sag es mir!« Dann achten Sie auf die Körpersignale, die Sie wahrnehmen, auf eine »innere Stimme« oder auf Gedanken dazu, was zu tun ist. Insbesondere belastete Körperstellen und Organe (Magen, Herz, Leber etc.) können durch Körperbewusstheit einer Harmonisierung zugeführt werden, ein Vorgang, der dann automatisch von selbst geschieht.

*Heute fühle ich ganz bewusst
in meinen Körper hinein.*

20

Das Gesicht entspannen

Oft kann man uns den Stress im Gesicht ablesen. Doch wir können mithilfe der Mimik auch ganz bewusst Stress loslassen.

Übung: Schneiden Sie Grimassen. Wenn Sie etwas oder jemand nervt, strecken Sie die Zunge heraus, fletschen Sie die Zähne, rollen Sie die Augen, kneifen Sie die Stirn zusammen, reißen Sie den Kiefer auseinander. Stellen Sie sich vor, Sie seien ein runzeliger Apfel oder hätten in eine Zitrone gebissen.

Wichtig: Die Spannung halten und dabei mindestens bis zehn zählen. Dann loslassen. Danach klopfen Sie sich mit den Fingern ganz leicht über das ganze Gesicht. Genießen Sie die Entspannung und beobachten Sie dabei Ihren Atem.

Übrigens: Das Grimassenschneiden können Sie sich ruhig auch für den Privatgebrauch angewöhnen, falls Sie Zoff mit Ihrem Partner, Ihren Eltern oder Kindern haben. Besser Sie drehen ihnen eine lange Nase, als dass Sie sich stundenlang ärgern oder herumschreien.

Heute teste ich die entspannende Wirkung des Grimassenschneidens und genieße die anschließende Entspannung.

21

Progressive Muskelentspannung nach Jakobsen

Edmund Jakobsen fand heraus, dass sich viele Menschen wesentlich besser entspannen können, nachdem Sie sich zunächst richtig angespannt haben.

Übung: Ziehen Sie im Liegen die Zehen an, spannen Sie Wade und Oberschenkel an. Tun Sie dasselbe mit Ihren Armen und kneifen Sie das Gesäß zusammen. Ballen Sie Fäuste, so fest es geht. Auch die Bauchmuskeln werden angespannt, die Schultern nach oben gezogen. Alles wird so stark angespannt wie möglich. Mit dem Ausatmen lassen Sie dann alle Anspannungen los. Genießen Sie die wohltuende Entspannung, die durch Ihren Körper fließt, und verschmelzen Sie mit der Schwerkraft. Spüren Sie, wo Ihr Körper die Unterlage berührt. Diese **Übung** eignet sich insbesondere für die Rückenlage (z.B. bei Schlafstörungen), ist aber auch im Sitzen hilfreich.

Heute spanne ich ganz bewusst alle Muskeln meines Körpers an – und lasse sie wieder los.

22

Ärger blitzschnell loswerden

Schreiben Sie so schnell wie möglich alles auf, was Sie frustriert. Notieren Sie so viele Punkte wie möglich, bis Ihnen immer weniger einfällt. Dann lesen Sie den ganzen Wutzettel noch einmal durch. Wenn Sie möchten, zünden Sie nun den Zettel an (auf eine feuerfeste Unterlage achten) und stellen sich vor, dass Sie alles Belastende jetzt dem Feuer übergeben. Sie können den Zettel auch unter einen Stein oder eine Wurzel legen oder vergraben Sie ihn, sodass die Kraft der Natur sich um die Probleme kümmern kann. Oder Sie knüllen den Zettel einfach zusammen und werfen ihn in den Müll.

Heute notiere ich alles, was mich nervt –
und lasse es dann gedanklich los.

23

Spannungen in den Schultern loslassen

Winkeln Sie im Sitzen die Arme an. Schließen Sie die Hände zu Fäusten. Fest pressen! Drücken Sie die Oberarme kraftvoll seitlich an den Oberkörper. Mit dem Einatmen ziehen Sie die Schultern hoch und werfen den Kopf nach hinten. Mit dem Ausatmen werfen Sie den Kopf nach vorne und lassen ruckartig die Schultern herunterfallen. Bereits einige dieser **Mini-Übungen** sorgen für entspannte Schultern – und einen freien Geist.

Heute entspanne ich meine Schultern.

24

Hilfe bei Kopfschmerzen

Eine gesunde Alternative zu Kopfschmerztabletten sind heiße Nackenwickel. Kopfschmerzen beruhen nämlich in vielen Fällen auf Spannungen im Nacken. Ist er verkrampft, kann die Energie nicht mehr frei zwischen den Nervenbahnen fließen. Die feuchte Wärme der Wickel lockert diese Anspannungen und erzielt zugleich eine entkrampfende und beruhigende Wirkung.

Tipp: Legen Sie ein kleines Handtuch in heißes, aber nicht kochendes Wasser. Die Temperatur sollte so hoch sein, dass Sie das Handtuch gerade noch auswringen können. Legen Sie es um den Nacken und sofort ein trockenes Handtuch darüber, damit die Wärme nicht abzieht. Spüren Sie der wohltuenden Wirkung nach. Genießen Sie die Entspannung in Nacken und Kopf.

Heute gönne ich mir einen heißen Nackenwickel.

25

Erst einmal tief durchatmen

Eine der einfachsten Möglichkeiten, um Kurzschlusshandlungen zu vermeiden, besteht darin, zunächst dreimal tief durchzuatmen. Wann immer Sie sich gestresst, überreizt oder sonst wie unter Druck fühlen, brüllen Sie nicht gleich herum, sondern nehmen Sie drei tiefe Atemzüge – reden und handeln Sie erst dann. So können Sie auch in schwierigen Momenten die Nerven bewahren.

Heute nehme ich erst einmal drei tiefe Atemzüge, bevor ich in einer stressigen Situation rede, denke oder handle. Ich gewöhne mir das als Reflex an.

26

Atemverlangsamung

Wenn wir im Stress oder gar im Schock sind, stockt unser Atem, er wird flach, unregelmäßig, hektisch. Dies kostet uns wertvolle Lebensenergie. Wir sehen es in der Natur: Langlebige Lebewesen wie der Elefant atmen langsam, kurzlebige Lebewesen atmen schnell und hektisch. Indem Sie den Atem verlangsamen, entstressen Sie Ihren Organismus.

Übung: Konzentrieren Sie sich zuerst nur auf das Ausatmen. Atmen Sie so langsam und so lange wie möglich aus. Lassen Sie den Einatemzug von selbst kommen. Erlauben Sie ihm, so lange und langsam wie möglich zu sein. Halten Sie jeweils im ein- und ausgeatmeten Zustand inne, bis sich der neue Atemzug von selbst meldet. Fahren Sie dadurch Ihre Atemfrequenz herunter. Im Laufe der Übung werden Sie eine deutliche Entspannung erleben. Wenn Sie möchten, stellen Sie hierbei den Wecker auf fünf oder zehn Minuten. Wenn Sie diese Übung mit Musik ausführen möchten, empfiehlt sich die »Gourishankar-Meditation« (Osho, Chaitanya Deuter), bestellbar in jedem Buchladen.

Variante: Auf einen Ton, z.B. »Hhhooooo …« oder »Schschsch …«, ausatmen und sich dabei vorstellen, alle Anspannungen loszulassen.

Heute baue ich Stress ganz gezielt
durch Atemverlangsamung ab.

27

Atembeobachtung

Der Atem ist unser Lehrmeister – wenn wir ihm nur genug vertrauen. Gerade wenn der Stress überhandzunehmen droht, ist es wichtig, sich daran zu erinnern, dass all das, was Sie belastet, vorübergeht. Denken Sie: »Auch das geht vorüber!« Das Leben ist wie ein Zug, in dem Sie sitzen, und die Geschehnisse sind wie Landschaften, die an Ihrem Zugfenster vorüberziehen. Es gibt eine wunderschöne Atemübung, um sich diese Position des »inneren Zeugen« – nichts bewerten, einfach nur wahrnehmen – bewusst zu machen. Sie stammt aus der buddhistischen Tradition, wo sie als Vipassana-Meditation bekannt ist.

Übung: Schließen Sie die Augen. Beobachten Sie Ihren Atem. Nehmen Sie wahr, ob Sie den Atem vorantreiben oder unterdrücken. Beobachten Sie, wie Ihr Atem an der Nase ein- und ausströmt. Erleben Sie dabei dieses »Geatmetwerden«. Spüren Sie, wie tiefe Ruhe in Sie einkehrt. Sie kommen wieder »zu sich selbst«.

Heute nehme ich mir einige Minuten Zeit,
in denen ich nichts anderes tue,
als meinen Atem zu beobachten.

28

Der 4/11-Atem (I)

Eine Hilfe, um Sie mit Ihrem höheren Bewusstsein zu verbinden, ist der sogenannte »4/11-Atem«. Warum diese Übung funktioniert, weiß eigentlich niemand so recht, aber sie sorgt für Entspannung und fördert die Bewusstheit.

Übung: Atmen Sie vier Sekunden lang ein (zählen Sie: einundzwanzig, zweiundzwanzig, dreiundzwanzig ...). Dabei stellen Sie sich ein Licht ca. 40 cm über Ihrem Kopf vor. Imaginieren Sie, wie beim Einatmen dieses Licht hell aufleuchtet. Beim elf Sekunden langen Ausatmen erleben Sie, wie das Licht in Ihren physischen Körper strömt. Vollziehen Sie zehn solcher Atemzüge (eventuell mit den Fingern abzählen). Im Idealfall ist das Kinn leicht angezogen und die Zunge liegt locker am Gaumen.

Spüren Sie, wie nach dieser Übung Ihr Bewusstsein klar und stressfrei ist.

Heute praktiziere ich die 4/11-Atmung,
vier Sekunden einatmen, elf Sekunden ausatmen,
und lade mich dadurch mit Licht auf.

29

Der 4/11-Atem (II)

Die 4/11-Atmung lässt sich auch zur Förderung der intuitiven Wahrnehmung einsetzen. Manchmal stecken wir so sehr in einer Lebenssituation fest, dass wir den Überblick verloren haben und gar nicht mehr wissen, was zu tun ist. In diesem Fall nutzen Sie den 4/11-Atem:

Übung: Atmen Sie vier Sekunden ein und elf Sekunden aus. Beim Einatmen stellen Sie sich ca. 40cm über Ihrem Kopf ein hell leuchtendes Licht vor. Beim Ausatmen imaginieren Sie, dass Sie selbst sich aus Ihrem Körper hinaus in dieses Licht begeben. Vollziehen Sie zehn solcher Atemzüge. Dann betrachten Sie Ihre Lebenssituation gedanklich aus diesem Licht heraus (»Hubschrauberperspektive«) und sehen Sie »von oben«, was zu tun ist. Danach halten Sie einige Minuten inne und stellen sich vor, dass dieses Licht in Ihren Körper eindringt. Spüren Sie Ihre Fußsohlen ganz deutlich und lassen Sie das Licht durch Ihre Fußsohlen in die Erde strömen. So sind Sie wieder gut geerdet.

Heute treffe ich eine gute Entscheidung,
indem ich eine Lebenssituation aus der
»Hubschrauberperspektive« betrachte.

30

Selbstannahme und positive Absicht

Mit Ihrer Wortwahl bestimmen Sie auch Ihr Selbstbild. Wenn Sie sich mit Sätzen wie »Furchtbar, wie wenig ich heute zustande bringe« selbst bestrafen, geben Sie der negativen Seite in Ihnen, dem Ungelösten, Recht. Doch es bringt nichts, wenn Sie gegen Ihr derzeitiges Sosein ankämpfen. Ob Sie ungepflegt, schlampig, gefräßig oder verdrossen sind – wenn Sie mit sich selbst im Clinch liegen, werden Sie dies nicht ändern können.

Übung: Wenn Sie spüren, dass Sie derzeit nichts Positives zuwege bringen, werten Sie das Ganze um: Statt »Ich bin ein fauler Hund« sagen Sie sich lieber »Heute tanke ich gründlich auf, und sobald es geht, werde ich wieder an meine Arbeit gehen«. Statt »Ich bin so schlampig« behaupten Sie lieber »Ich lebe in einem kreativen Chaos, das ich aber im Laufe der nächsten Tage mehr und mehr ordnen werde!«. Die Kombination aus Annahme des Ist-Zustandes und positiver Absicht schafft die Veränderung.

Heute akzeptiere ich auch das Ungelöste in mir
und drücke gleichzeitig aus,
wohin ich mich entwickeln möchte.

Juli

Von »Dinner Cancelling« bis »Teesieb-Technik«

1

Dinner Cancelling

»Ein voller Bauch studiert nicht gern!«, das wussten schon die alten Römer: Doch ein voller Bauch schläft auch nicht gut. Wenn wir vor dem Zubettgehen essen, ist unser Bewusstsein die ganze Nacht über mit Verdauungsarbeit beschäftigt. Darunter leidet nicht nur unsere Traumbewusstheit, sondern auch die Gesundheit, da wir morgens quasi »verschlackt« aufwachen. Nicht umsonst empfahlen unsere Vorfahren, abends »wie ein Bettelmann« zu essen. Es sollte also zur guten Gewohnheit gehören, abends nichts Schweres zu sich zu nehmen und das Abendessen spätestens um 20.00 Uhr abgeschlossen zu haben. Doch heute gehen wir noch einen Schritt weiter und entscheiden uns für »Dinner Cancelling«, den Verzicht aufs Abendessen:

Einfach nach 17.00 Uhr nur noch Flüssiges zu sich nehmen: mit Wasser verdünnte Säfte, Kräutertees, Gemüsebrühe, eventuell ist auch ein Apfel erlaubt. Wenn Ihnen »Dinner Cancelling« gutgetan hat, wiederholen Sie es in regelmäßigen Abständen.

Heute verzichte ich auf das Abendessen
und genieße die Entschlackung.

2

Brustwirbelentspannung von hinten

Es gibt am Rücken genau in der Mitte der Brustwirbelsäule einen Wirbel, den Sie in der Regel nicht mit den Fingern erreichen und massieren können. Genau dieser Wirbel macht Schreibtischarbeitern gerne Probleme. Es gibt allerdings eine einfache **Übung**, um dem entgegenzuwirken. Und das Schöne dabei ist, dass diese Übung weder viel Zeit noch viel Aufwand kostet:

Sie stehen ganz locker, mit leicht gebeugten Knien. Verschränken Sie die Arme hinter dem Gesäß. Ziehen Sie die gestreckten Arme langsam hinter dem Rücken nach oben, bis Sie die Dehnung spüren. Der Kopf geht dabei nach hinten. Spüren Sie in die Spannung hinein. Dann kehren Sie wieder in die Ausgangsstellung zurück. Wiederholen Sie diese Übung einige Male.

Heute dehne ich meine mittleren Brustwirbel und entspanne mich dabei, indem ich die Hände hinter dem Rücken verschränke und die Arme hochziehe.

3

Der Rennläufer

Gerade in Stehberufen sind die Wadenmuskeln oft verkürzt. Besonders betroffen sind Frauen, die hochhackige Schuhe tragen. Dem gilt es entgegenzuwirken. Durch die nachfolgende **Übung** wird die Wadenmuskulatur gestreckt, die Energien in den Unterschenkeln kommen wieder ins Fließen:

Machen Sie einen großen Ausfallschritt. Das vordere Bein ist gebeugt. Stützen Sie sich mit den Händen auf dem vorderen Knie ab. Und nun dehnen Sie die Wade des hinteren Beines, indem Sie versuchen, die hintere Fußsohle auf den Boden zu drücken. Das Knie des vorderen Beins befindet sich etwa in Höhe der Zehen, das Gewicht liegt auf dem vorderen Bein. Halten Sie die Spannung, bis Sie spüren, wie sich die hintere Wade dehnt. Dann wechseln Sie die Beine.

Heute dehne ich meine Waden
und verbessere dadurch den Energiefluss
in meinen Beinen.

4

Die Schultern dehnen

Heute vollziehen wir eine einfache **Übung**, um die Schultern zu dehnen, insbesondere die Schulterflügel. Das Angenehme an dieser Übung ist, dass Sie sie immer wieder zwischendurch im Sitzen machen können:

Strecken Sie den angewinkelten linken Arm im rechten Winkel nach vorne, sodass er sich etwa in Höhe der Brustwarze befindet. Dann umfassen Sie den Ellenbogen dieses Armes mit der Hand und ziehen ihn vorsichtig zur rechten Seite. Spüren Sie dabei, wie die Spannung in den Schulterflügeln deutlich nachlässt.

Heute dehne ich meine Schulterflügel.

5

Cat and Dog

Gehen Sie in den Vierfüßlerstand. Während Sie einatmen, machen Sie einen Katzenbuckel, der Rücken krümmt sich so weit wie möglich. Das Kinn geht dabei zur Brust, der Bauchnabel wird eingezogen. Halten Sie die Spannung so lange wie möglich. Dann atmen Sie aus, während Sie ein Hohlkreuz machen. Das Gesäß herausstrecken und den Kopf in den Nacken legen. Schauen Sie beim Ausatmen an die Decke und atmen Sie auf »Hhhhooooo …« aus. Verharren Sie auch in dieser Dehnung. Dann gehen Sie in die Normalstellung des Vierfüßlerstandes zurück (weder Katzenbuckel noch Hohlkreuz) und lockern die Hüften, indem Sie sie nach links und rechts bewegen.

Heute lockere ich Hüften, Kreuz und Wirbelsäule,
indem ich auf allen Vieren einen Katzenbuckel mache
und danach ein Hohlkreuz.

6

Abendspaziergang

Die Außenreize, die wir in den letzten Stunden des Tages aufnehmen, belasten oder fördern unsere Nachtruhe. Wenn es uns gelingt, einen Abend in Muße zu verbringen, ohne Fernsehen, Computer, aufreibende Gespräche etc., hat unser Unterbewusstsein dadurch die Gelegenheit, sich auf den Schlaf vorzubereiten. Heute sollten Sie einmal statt des üblichen Abendverlaufs einen Spaziergang machen und dabei die Tagesgedanken bewusst loslassen. Wenn Sie möchten, überlegen Sie während des Spaziergangs, für welches Thema Sie sich eine Antwort im Traum, eine Lösung im Schlaf wünschen, und gehen mit diesen Gedanken früh und friedvoll zu Bett.

Heute verzichte ich vor dem Einschlafen auf störende Außenreize und bereite mich durch einen Abendspaziergang auf die Nachtruhe vor.

7

Kneipp am Morgen gegen Kummer und Sorgen

Über Nacht sammelt sich die Lebensenergie in der Körpermitte, insbesondere in den Gedärmen. Um am Morgen wieder schnell frisch zu sein, empfiehlt sich die sogenannte »Kneipp-Waschung«.

Tipp: Stellen Sie abends vor dem Schlafengehen eine Schüssel mit kaltem Wasser und einem Waschlappen neben das Bett. Am nächsten Morgen, direkt nach dem Aufwachen, ziehen Sie sich im Bett aus und waschen Ihren Körper mithilfe des Waschlappens, den Sie immer wieder ins kalte Wasser eintauchen und auswringen. Beginnen Sie mit dem rechten Bein, dann folgen linkes Bein, rechter Arm, linker Arm, Unterkörper, unterer Rücken (Nierengegend!) und Gesicht. Waschen Sie stets zum Herzen hin. Danach legen Sie sich noch einige Minuten hin und spüren, wie Ihr ganzer Körper prickelt.

Heute probiere ich direkt nach dem Aufwachen die kneippsche Waschung aus.

8

Schlafkultur tut Not

Es ist eine weitverbreitete Unsitte, im Schlafzimmer Elektrogeräte, Fernseher oder gar Computer aufzustellen. Im Schlaf tanken Sie nicht nur körperlich, sondern auch seelisch auf. Der Grad der nächtlichen Erholung lässt sich bei JEDEM Menschen noch steigern.

Tipp: Gehen Sie einmal bewusst durch Ihr Schlafzimmer: Ist es elektro-entstört? Verfügen Sie über eine gute Matratze (ohne Metall)? Ist es einladend gestaltet? Gefällt Ihnen die Bettwäsche? Die Lufttemperatur sollte idealerweise bei etwa 18 Grad liegen (also nicht zu warm), die Luftfeuchtigkeit sollte hoch genug sein (sonst einen Luftbefeuchter verwenden). Achten Sie auch darauf, (fast) keinen Alkohol zu trinken, da Alkoholkonsum zwar zunächst schläfrig macht, aber erwiesenermaßen dazu führt, dass Sie nachts immer wieder aufwachen.

Wichtig: Lüften Sie den Raum vor dem Einschlafen ausgiebig.

Heute achte ich auf meine Schlafkultur,
insbesondere lüfte ich gut vor dem Zubettgehen.

9

Morgenstund hat Gold im Mund

Erwiesenermaßen ist nur ein relativ kleiner Anteil der Menschen auf »Lerche« (Frühaufsteher) oder »Eule« (Spätzubettgeher) festgelegt. Das Schlafverhalten ist in den meisten Fällen angelernt. Forschungen haben ergeben, dass ein großer Vorteil darin liegt, sich im Schlafverhalten weitgehend nach der Sonne zu richten, d.h., zu Bett zu gehen, sobald es dunkel wird, und aufzustehen, wenn es hell wird. So kommt der Mensch in Einklang mit der Natur. Gerade die frühen Morgenstunden eignen sich besonders für schöpferische Aktivitäten, Tagespläne usw. Wenn Sie früh starten, gehen Sie besser vorbereitet in den Tag als die Spätaufsteher. Menschen, die tagsüber etwas leisten wollen, stehen morgens erfahrungsgemäß leichter auf als Menschen, die genussabhängig sind und denen tagsüber sowieso alles zu viel wird.

Heute gehe ich ganz bewusst früher zu Bett als sonst und überprüfe, inwieweit mir dies guttut.

10

Fußsalbung

Eine wunderschöne Übung, um einen langen Arbeitstag abzuschließen, ist die sogenannte Fußsalbung. Sie fördert den erholsamen Schlaf und die Entspannung.

Übung: Erwärmen Sie ein Schnapsglas mit Sesamöl (zur Not tut es auch Olivenöl), z.B. indem Sie es in heißes Wasser stellen oder in eine Aromalampe gießen. Massieren Sie Ihre Füße mit dem warmen Öl. Beschreiben Sie Kreise und Striche über die Fußsohlen, den Fußrücken, die Zehen, Knöchel und auch die Räume dazwischen. Direkt danach ziehen Sie warme Socken an und gehen mit den Socken ins Bett. Besonders genussvoll ist diese Massage, wenn Sie sie mit Ihrem Partner durchführen.

Heute gönne ich mir vor dem Einschlafen eine Fußmassage mit warmem Öl bzw. lasse sie mir von meinem Partner geben.

11

Powernapping (Kurzschlaf)

Für Berufstätige sind die kleinen Pausen wichtiger als ein Mittagsschlaf. Statt sich mit Kaffee aufzuputschen, wenn ein Leistungstief kommt, sollten Sie – wenn irgend möglich – eine Minipause machen. Gönnen Sie sich ein Nickerchen zwischendurch. Stellen Sie Ihren Wecker auf 10 bis 20 Minuten, nicht länger, sonst sinkt der Blutdruck ab und es ist schwer, wieder richtig wach zu werden. Ideal für ein »Zwischendurch-Nickerchen« ist die Zeit von 14 bis 17 Uhr. Um nicht tief einzuschlafen, können Sie einen Schlüsselbund locker in die leicht erhobene Hand nehmen. Wenn er Ihnen aus der Hand (und auf den Boden) fällt, wachen Sie durch das Geräusch automatisch auf.

Manchmal genügt sogar ein Kurznickerchen von vier Minuten. In diesem Fall stellen Sie den Wecker auf vier Minuten und legen einen Pullover oder ein Kissen auf den Schreibtisch, den Kopf darauf und die Arme um Pullover oder Kissen. Dadurch kommen Sie gar nicht erst in Versuchung, für eine längere Zeit wegzudösen.

Heute mache ich Powernapping:
Ich gönne mir einige Minuten Zwischendurch-Schlaf,
z.B. das »Vier-Minuten-Relaxen«
mit dem Kopf auf der Schreibtischplatte.

12

Emotionale Bewusstheit

Hermann Hesse sagte einmal: »Manchmal ist die Welt böse gescholten, weil der Mensch, der sie schalt, schlecht geschlafen. Und mal ist die Welt selig gepriesen worden, weil der, der sie pries, gerade ein Mädchen geküsst.« Wir identifizieren uns viel zu sehr mit unseren Gefühlen und lassen uns von ihnen steuern. In der Emotion aber machen wir Fehler. Wir sind »blind vor Liebe, blind vor Zorn«. Der ehemalige US-Verteidigungsminister MacNamara spricht sogar vom »Fog of the war« – im Konflikt ist die Wahrnehmung getrübt. Wir alle kennen den »Tunnelblick« und wissen, wie viel Schaden er weltweit tagtäglich anrichtet. Beim klugen Umgang mit den Gefühlen geht es nicht darum, die guten zu forcieren und die schlechten zu vermeiden. Statt ihnen blind zu folgen, können wir beginnen, sie zu beobachten. In dem Augenblick, in dem Sie wahrnehmen »Da ist Zorn, aber ich bin nicht dieser Zorn«, ist da eine kleine Lücke zwischen dem Gefühl und Ihnen.

Wichtig: Es geht hier nicht darum, die eigenen Gefühle zu unterdrücken oder gar zu leugnen. Dies wäre Verdrängung. Es geht darum, die eigenen Gefühle wertfrei wahrzunehmen und sie das sein zu lassen, was sie sind: Gefühle. »Aha, meine Empfindungen sind gerade angenehm«, »Aha, meine Empfindungen sind gerade unangenehm«! Beides geht vorüber.

Heute beobachte ich meine Gefühle,
statt sie blind auszu-agieren.

13

Fettarme Ernährung

Fette Nahrung belastet die Verdauung, was sich gerade für Geistesarbeiter ungünstig auswirkt. Früher, als 90 % der Bevölkerung schwere körperliche Arbeit verrichten mussten, war deftige Kost die richtige Ernährung, da fette Nahrung am langsamsten abgebaut wird (im Gegensatz zu Zucker, der sofort verbrennt).

Tipp: Wenn Sie Ihren Kopf klar und Ihren Körper gesund erhalten wollen, lassen Sie die Finger von zu Fettem. Insbesondere Wurst, die meisten Fleischwaren, Mayonnaise, Käse, Speiseeis, Kuchen, Schokolade, Pudding etc. enthalten unnötig viel Fett. Statt das Essen zu braten, sollten Sie es besser dämpfen, Bratkartoffeln lassen sich durch Salzkartoffeln ersetzen usw. Wenn Sie schon braten müssen, benutzen Sie dafür am besten einen Wok. Er erlaubt fettarmes Zubereiten. Dadurch wird die Verdauung weniger belastet, Ihr Körper bleibt leistungsfähiger.

Generell gilt: Üppige und fette Mahlzeiten wirken wie Schlaftabletten, machen müde und schlapp, mehrere kleine Snacks sorgen dagegen für gleichbleibende Energie.

Heute ernähre ich mich fettarm.

14

Wo Komplexe guttun

Obwohl sie jeder kennt, mag kein Mensch Komplexe. Es gibt jedoch eine Art von Komplexen, die ausschließlich positiv zu werten sind, nämlich komplexe Kohlenhydratverbindungen. Dies sind Nahrungsmittel, die zwar Zucker enthalten, der aber so komplex gestaltet ist, dass zum Aufspalten Energie benötigt wird. Komplexe Kohlenhydrate fördern den Fettabbau und sind gesund. Sie finden sie in Naturreis, Hafer, Dinkel, Amarant, Bulgur und ähnlichen Vollkornsorten – und auch in Kartoffeln. Kartoffeln machen also schlank – wenn man sie ohne fette Sauce isst. Jede Art von einfachem Zucker, ob als Vollrohrzucker oder in Marmelade bzw. Schokolade, setzt an.

Tipp: Wenn man schon süßt, empfiehlt sich am ehesten Agavensirup, Birnendicksaft oder Reissirup oder auch ein sehr hochwertiger Honig. Weißer Zucker dagegen tut weder den Nerven noch der Gesundheit gut, er entmineralisiert den Körper und macht dick.

Heute ernähre ich mich von Vollkornprodukten und benutze – nur im Bedarfsfall – hochwertigen Zucker, z. B. Reissirup.

15

Hochwertiges Eiweiß

Um Ihr Nervensystem zu schonen und die Konzentration zu fördern, ersetzen Sie doch einmal Fleisch durch hochwertiges »friedliches« Eiweiß oder Fisch. Probieren Sie doch Eiweiß aus der Milch, unbehandeltes Jogurt etc. Eiweiß ist nicht nur gesund, sondern fördert auch die Produktion von Glukagon, das dem Fettabbau dient. So bleiben Sie durch gesunde Ernährung schön und vital.

Heute achte ich auf hochwertiges Eiweiß
in meiner Nahrung.

16

Obsttag

Eine hervorragende Möglichkeit, um den Organismus zu entschlacken, bietet ein Obsttag. Die Regel ist ganz einfach:

Vom Aufstehen bis zum Zubettgehen essen Sie einen Tag lang nichts anderes als Obst. Alles ist erlaubt, außer Bananen, die für Verdauungsprobleme sorgen können. Wann immer Sie das Gefühl haben, übersäuert zu sein, sollten Sie viel trinken, am besten warmen Kräutertee.

Heute lege ich einen Obsttag ein.

17

Fasten mit Gemüsebrühe

Wenn wir »normal« essen, wird ein Großteil unserer Körperenergie für die Verdauung gebraucht. Fasten entlastet dagegen den Körper und reinigt den Geist. Der Darm kann in der Fastenzeit entgiften. Sie fühlen sich »wie neugeboren«.

Tipp: Legen Sie immer wieder einmal einen Fastentag ein – oder gleich mehrere. Zur Vorbereitung sollten Sie am Tag vorher relativ leicht, am besten nur Obst essen. Doch auch wenn dies nicht möglich war, lohnt sich ein Fastentag. Da es beim Fasten um eine Beruhigung des Darmes geht, sollten Sie nur Flüssiges zu sich nehmen. Trinken Sie heißes Wasser mit Zitrone und Kräutertees. Auch Gemüsebrühen ohne Einlage sind erlaubt. Geben Sie Gemüse Ihrer Wahl in einen großen Topf mit Wasser und kochen Sie es auf kleiner Flamme ca. eine halbe Stunde lang. Danach seihen Sie das Gemüse ab und löffeln die Suppe langsam und in kleinen Portionen, bis zu sechsmal am Tag. Eigentlich sollten Sie die Suppe eher »kauen« als trinken. Wenn Sie mehrere Fastentage hintereinander planen, lohnt es sich, auf Vorrat zu kochen und die Brühe im Kühlschrank aufzubewahren.

Heute lege ich einen Fastentag ein und genieße die Leichtigkeit, die ich dabei erlebe.

18

Nahrungsergänzung

Nahrungsergänzungsmittel sind ein Thema für sich. Die einen schwören darauf, die anderen wollen ohne sie auskommen. Hier muss jeder für sich entscheiden. Nachfolgend ein paar **Tipps:**

- L-Carnitin ist ein Eiweiß, das unter anderem das Denken fördert und den Abtransport von alten Fetten in Gang setzt. Seinen Namen hat L-Carnitin durch den hohen Gehalt in Lammfleisch (carne = Fleisch). Carnitin in Nahrungsergänzungsmitteln ist jedoch heute überwiegend aus Milch oder chemisch hergestellt.
- Eine weitere wichtige Nahrungsergänzung ist, gerade bei Schilddrüsenunterfunktion, Jod. Hierbei ist darauf zu achten, dass Sie kein chemisches Jod (wie es z. B. im Jodsalz zu finden ist), sondern natürliches Jod, z. B. aus Seealgen, zu sich nehmen.
- Kalzium (in Milch und grünem Gemüse) stärkt die Knochen, Magnesium (in Vollkorn oder Hülsenfrüchten) ist gut für die Nervenverbindungen und das Herz.

Ein Ernährungsberater kann Ihnen bei der Auswahl helfen.

Heute achte ich auf die richtigen
Nahrungsergänzungsmittel, Vitamine,
Spurenelemente etc.

19

Vitamin B

Unter Vitamin B versteht der Volksmund zunächst »gute Beziehungen« – die sind sicher wichtig, doch gegen den täglichen Stress benötigen wir genauso dringend natürliches Vitamin B als Nahrungsergänzung. Bei der Qualität gibt es erhebliche Unterschiede. Es lohnt sich, die Beipackzettel verschiedener Hersteller zu vergleichen. Das vielleicht »natürlichste« Vitamin B findet sich im reinen Lezithin. Das schmeckt zwar nicht besonders gut, aber man kann es essen. In geringerer Dosis finden Sie Vitamin B auch in Weizenkeimen, Sprossen und dunkelgrünem Gemüse.

Tipp: Nehmen Sie täglich als Nervennahrung einen Esslöffel reines Lezithin (ohne Zusätze) oder eine hoch dosierte Kapsel natürliches Vitamin B.

Heute nehme ich bewusst Vitamin B zu mir und achte da-rauf, wie gut dies meinem Nervensystem tut.

20

Staus vermeiden

Vermeiden Sie Staus, wo immer Sie können. Informieren Sie sich über den Straßenzustand und mögliche Staus, bevor Sie mit dem Auto starten. Benutzen Sie lieber die S-Bahn oder den Zug. Gehen Sie, wenn möglich, dann einkaufen, wenn die Supermärkte weitgehend leer sind. Finden Sie am Wochenende staufreie Möglichkeiten des Freizeitgenusses. Ziehen Sie doch einmal eine Pauschalreise in Erwägung. Sobald Sie die Verantwortung für den Transport in fremde Hände geben, können Sie die Fahrt genießen, unabhängig davon, ob es sich um eine berufliche oder private Reise handelt. Umgehen Sie Wartezeiten und machen Sie es sich auf Ihren Reisen so gemütlich wie möglich.

Heute fahre und lebe ich gemütlich
und bewusst staufrei.

21

Frühwarnsignale erkennen

Wenn beim Auto die Ölkontrolllampe leuchtet, warten wir nicht, bis der Temperaturanzeiger hochgeht oder wir ein seltsames Geräusch unter der Motorhaube hören, wir reagieren sofort. Das Gleiche sollten wir auch tun, wenn wir leiseste Anzeichen dafür bemerken, dass wir in Stress geraten, dass wir »überdrehen«. Am besten bekommen Sie den Stress unter Kontrolle, indem Sie sich genau beobachten. In der Regel sind es nämlich immer die gleichen Situationen: die rote Ampel, der Stau, das viel zu lange Telefonat, die unbefriedigende Diskussion.

Tipp: Wann immer Sie in Stress geraten sind, sollten Sie hinterher genau analysieren, was passiert ist. Nehmen Sie wahr, wie es dazu kommen konnte. Erstellen Sie eine Liste der Stressoren. Nutzen Sie den Stress als Aufmerksamkeitssignal. Wenn Sie beispielsweise in einem Gespräch bemerken, dass sich Ihre Schultermuskulatur verhärtet, nehmen Sie dies als Frühwarnsignal dafür, dass Sie sich auch mental verkrampfen. Dadurch können Sie Ihr Verhalten optimieren und vermeiden unnötigen Energieverschleiß.

Heute achte ich auf Stress-Frühwarnsignale.

22

Das Geheimnis des ersten Wortes

Wenn ein Mensch mit Ihnen spricht, ist oft im ersten Wort oder ersten Satz das ganze Gespräch enthalten. So wie wir bei einer Sonate bereits am Anfang das ganze Thema vorgestellt bekommen, enthält die erste Aussage bereits das Wesentliche.

Übung: Achten Sie bewusst auf den ersten Satz, den Ihr Gesprächspartner von sich gibt. Spüren Sie die Wortmelodie, den Klang, die Betonung und entdecken Sie, wie viel Aussagekraft darin liegt. Auch wenn der andere nur »Hallo« sagt oder »Angenehm« – es gibt 1000 Arten, dies zu tun. Wenn Sie auf die ersten Worte achten, werden Sie gleich zu Beginn des Gespräches wesentliche Grundzüge und Einstellungen des Gesprächspartners erkennen. Noch deutlicher wird es, wenn der andere Ihnen eine Frage stellt, zum Beispiel: »Soll ich dieses Projekt anschieben?« Achten Sie auf die Formulierung der Frage: Warum wurde die Frage so formuliert? In welcher Zeitform wurde die Frage gestellt? Warum wurden genau diese Worte gewählt?

Heute achte ich auf das erste Wort,
den ersten Satz eines Gesprächspartners.

23

Sie sind nicht krank – sondern durstig

So lautete der Slogan eines führenden Gesundheitsexperten. Weil wir verschlackt und genusssüchtig sind – und aufgrund des Mangels an hochwertigem Wasser –, haben wir kein natürliches Durstgefühl mehr. Wir müssen das Trinken wieder lernen. Dies aber nicht während der Mahlzeiten, denn damit würden wir nur die Verdauungssäfte verdünnen, sondern zu den restlichen Zeiten. Beispielsweise direkt nach dem Aufstehen. Über Nacht hat der Körper sehr viel Wasser verloren. Es ist deshalb sinnvoll, sich einen Krug mit Wasser neben das Bett zu stellen und direkt nach dem Aufwachen – langsam und schluckweise – einen halben Liter Wasser zu trinken. Zudem sollten Sie jeweils 30 Minuten vor jeder großen Mahlzeit sowie 2½ Stunden danach mindestens ein Glas Wasser trinken. Über den Tag verteilt sollten so zwei bis drei Liter Wasser (keine Milch, denn Milch ist eher ein Nahrungsmittel) zusammenkommen.

Heute achte ich darauf,
ausreichend Wasser zu konsumieren.

24

Die Worte des anderen in sich wirken lassen

Unnötiger Stress entsteht in Gesprächen, wenn jeder krampfhaft seinen Standpunkt vertritt, ohne den anderen zu Wort kommen zu lassen. Dadurch wird ein Gespräch schnell festgefahren. Die Sicherheit und Eleganz in der Gesprächsführung liegt jedoch in der Pause. Wenn der andere spricht, lassen Sie ihn ausreden. Was immer er sagt, ob er einen wichtigen Diskussionspunkt bringt, Sie kritisiert oder gar beleidigt oder ob es sich um ein ganz alltägliches Thema handelt, nehmen Sie die Worte erst einmal auf. Halten Sie inne. Spüren Sie in sich nach, wo in Ihrem Körper, in Ihren Emotionen das, was der andere sagt, widerhallt. Suchen Sie in sich die stimmige Antwort. Sprechen Sie nicht einfach planlos. Beobachten Sie stattdessen genau, wann Sie blind drauflosreden und wann Sie aus Ihrer Mitte heraus antworten. Treiben Sie Ihren Sprachfluss dann weder voran, noch unterdrücken Sie ihn. So »finden« Sie die richtigen Worte – und es ergibt sich ein gutes Gespräch.

Heute halte ich inne und gehe in meine Bewusstheit, bevor ich antworte oder reagiere.

25

Die Sinne richtig einsetzen

Wenn Sie gelernt haben, Ihre Sinne ganz gezielt »ein- und auszuknipsen«, erzielen Sie eine umfassendere Bewusstheit und können Lärm- und Stressquellen ignorieren.

Übung: Überlegen Sie sich ein Handzeichen für Sehen (z.B. Zeigefinger und Daumen zusammenlegen), Hören und Fühlen. Dann machen Sie einen Spaziergang im Freien oder laufen mit dem Zeichen für »Sehen« durchs Zimmer. Achten Sie auf feinste Farbunterschiede, Perspektiven usw., während Hören und Fühlen ausgeblendet sind. Beim Zeichen für »Hören« achten Sie nur auf die Klänge, das Rauschen von heranrollenden Autos, das Zwitschern von Vögeln, den Klang des Windes, während die anderen Sinne zweitrangig sind. Dann schalten Sie auf »Fühlen« um: Spüren Sie, wie sich der Fuß auf dem Boden abrollt, wie die Luft an Ihrem Mantel entlangstreicht usw. Allein durch die Vielfalt an Sinnes-Wahrnehmungen wird das Leben sinn-reich.

Heute spiele ich mit meinen Sinnen,
indem ich mich abwechselnd auf das Sehen, Hören,
Tasten konzentriere und auch lerne,
einzelne Sinne bewusst abzuschalten.

26

Selbstakzeptanz

Immer wieder werden wir in unserem Leben mit unseren Unzulänglichkeiten, Schwachpunkten und Schattenseiten konfrontiert. Das Problem ist nicht, dass wir sie haben, sondern dass wir uns für sie schämen und aus ihnen eine Menge Stress ableiten. Doch Selbstakzeptanz ist die einzig mögliche Basis, aus der heraus eine Ganzwerdung gelingen kann.

Übung: Wann immer Sie etwas bei sich bemerken, das nach Ihren Maßstäben nicht in Ordnung ist oder gar Scham in Ihnen auslöst, helfen Sie sich mit der folgenden Versöhnungsformel: »Obwohl ich … (Problem) habe, akzeptiere ich mich voll und ganz!« Beispiele:

- »Obwohl ich in Beziehungen ein ›Klammeraffe‹ bin, akzeptiere ich mich voll und ganz!«
- »Obwohl ich dieses blöde Verhaltensmuster immer noch nicht geknackt habe, akzeptiere ich mich voll und ganz!«
- »Obwohl ich Probleme mit meinem Chef habe, akzeptiere ich mich voll und ganz!« usw.

Heute nehme ich mich mit allen menschlichen Unzulänglichkeiten an, weil ich nur so einen Schritt darüber hinausgehen kann.

27

Das Geheimnis des ersten Schrittes

Auch eine Reise von 1000 Meilen beginnt mit dem ersten Schritt. Es ist gar nicht wichtig, wo Sie derzeit stehen, sondern in welche Richtung Sie sich bewegen. Wenn Sie Eis zu warmem Wasser machen wollen, wird die meiste Energie dazu verbraucht, das Eis flüssig werden zu lassen. Das weitere Anwärmen des Wassers benötigt hingegen kaum noch Energie. Genauso sieht es auch mit Ihrem Leben aus.

Tipp: Was immer Sie in Ihrem Leben verändern wollen, stets müssen Sie mit einem ersten Schritt beginnen – und ihn auch wirklich tun. Ob es eine Fastenkur ist, das Aufräumen der Wohnung, ob es neue Kundentermine sind, ein gesünderer Lebensstil oder eine bessere Partnerschaft – all diese Dinge beginnen mit einem ersten Schritt.

Heute überlege ich mir,
was ich in meinem Leben
ganz konkret positiv verändern will
und mache in diese Richtung
einen ersten Schritt.

28

Die Stirnhöcker sanft drücken

Es gibt zwei Punkte auf der Stirn, die in vielen Fällen helfen, Stress abzubauen. Es handelt sich um die sogenannten »Stirnhöcker«. Sie liegen, wenn Sie geradeaus schauen, in einer gedachten Linie auf halbem Weg zwischen Pupille und Haaransatz. An diesen beiden Punkten laufen verschiedene Meridiane (Energiebahnen) entlang. Durch leichtes Drücken dieser Punkte entspannen Sie sich. Entscheiden Sie selbst, ausgehend von Ihrem persönlichen Empfinden, wie fest Sie diese Punkte halten wollen. Vielleicht haben Sie das Bedürfnis, sie zu massieren oder lediglich leicht zu berühren.

Wann immer ich in Stress gerate,
drücke ich leicht auf die Stirnhöcker
und entstresse mich so.

29

Daumen in die Ohren

Wenn Sie sich besinnen und vom Lärm der Welt abkoppeln wollen, stecken Sie einfach die Daumen in die Ohren und lauschen Sie nach innen. Gerade in Zeiten, die eine hohe Konzentration erfordern, beispielsweise bei der Schreibtischarbeit, wirkt diese einfache Technik unterstützend. Zudem hilft sie, sich auf das Wesentliche zu besinnen und auf gute Gedanken zu kommen. Auch die Inspiration wird gefördert. Je tiefer Sie dabei nach innen lauschen, umso höher wird die Qualität Ihrer Bewusstheit.

Wenn Sie möchten, drücken Sie zugleich sanft mit den Zeigefingern auf die Stirnhöcker – so entspannen Sie doppelt (vgl. Tipp vom 28. Juli). Die Technik »Daumen in die Ohren stecken« ist insbesondere auch dann hilfreich, wenn man sich überreizt fühlt, z. B. von lärmenden Kindern oder lauten Straßen. Ein bekannter Seminarleiter wandte diese Technik sogar einmal mitten im Seminar an, als er auf die Frage eines Teilnehmers gerade keine Antwort wusste.

Wann immer ich heute Konzentration benötige,
stecke ich die Daumen in die Ohren
und lausche nach innen.

30

Frühstücken wie ein Mönch

Was wir noch als Kinder lernten: »Morgens wie ein Kaiser und mittags wie ein König« zu essen galt für die Zeit, als wir noch vorwiegend körperlich arbeitende Menschen waren. Heute, in einer Zeit, in der Maschinen das Waschen und Spülen und der Computer viel von der Büroarbeit übernommen haben, sollten wir morgens nur noch frühstücken wie ein Mönch, am besten Obst. In der Zeit vor 12 Uhr mittags sind nämlich alle Organe, die mit der Ausscheidung zu tun haben, aktiv. Die Entgiftung des Körpers läuft auf Hochtouren und der Obstkonsum hilft Ihnen dabei. Sollten Sie physiologisch ein Kältetyp sein, empfiehlt es sich, dem Körper zusätzlich fortlaufend Wärme zuzuführen, z.B. durch den Konsum von heißem Wasser, Kräutertees etc. Wie gut Sie mit dem Obstessen morgens zurechtkommen, liegt unter anderem daran, welcher Stoffwechsel- und Ernährungstyp Sie sind. Falls Sie nicht bis zum Mittagessen warten können, legen Sie ein zweites Frühstück, z.B. gegen 11.00 Uhr, ein. Das kann dann schon üppiger sein. Probieren Sie einmal, sich vorwiegend von kleinen, auf den Tag verteilten Snacks zu ernähren. Sie werden bemerken, dass Ihre Tagesarbeit besser vorangeht.

Heute ernähre ich mich vormittags von Früchten und beobachte, wie gut mir das tut.

31

Teesieb-Technik

Aus einem Teesieb kommt der gehaltvollste Tropfen am Schluss. Ähnlich ist es bei der Gesprächsführung. Es ist wichtig, auf den Beginn eines Gespräches zu achten, denn er bestimmt die Richtung, in der das Gespräch läuft. Genauso wichtig aber ist das Ende. Oft verschweigt der andere etwas, bewusst oder unbewusst. Wesentliches wird nicht gesagt.

Tipp: Wenn Ihr Gesprächspartner etwas gesagt hat, zählen Sie gedanklich langsam bis fünf, bevor Sie antworten. Wenn Sie möchten, fügen Sie nach fünf Sekunden noch ein nachdenkliches »hm« hinzu oder nicken Sie unauffällig. Dadurch wird der Gesprächspartner ermuntert, auch Dinge, die bisher im Unbewussten geblieben sind, auszusprechen.

Heute lasse ich den anderen ausreden und zähle innerlich bis fünf, bevor ich antworte.

August

Von »Sanfte Süchte überwinden« bis »Adler-Meditation«

1

Sanfte Süchte überwinden

Es gibt Süchte, die uns als solche gar nicht bewusst sind, aber doch unsere Lebensqualität beeinträchtigen. Dazu gehört der Konsum von zuckerhaltigen Limonaden, Kaffee, Chips, Produkten, die Geschmacksverstärker enthalten, Süßigkeiten, Zigaretten, Alkohol etc. Wann immer Sie etwas zu sich nehmen, um einem unangenehmen Gefühl zu entfliehen, handelt es sich um ein sanftes Suchtmittel. Es gibt jedoch eine verblüffend einfache Technik, mit deren Hilfe man sich die Süchte abgewöhnen kann. Roger Callaham entdeckte, dass fast alle Süchte mit dem Magenmeridian zusammenhängen. Nun gibt es in unserem Körper einen Punkt, der den Magenmeridian entspannt. Dieser Punkt liegt auf dem Jochbein unterhalb des Auges.

Übung: Sie finden diese Stelle gut zwei bis drei Finger breit unter der Pupille. Wann immer Sie Suchtverlangen verspüren, klopfen Sie mit den Spitzen von Zeige- und Mittelfinger etwa 20-mal auf diesen Punkt. Danach müsste das Suchtverlangen – zumindest vorübergehend – abgeklungen sein. Wenn es erneut aufflammt, wiederholen Sie die Übung.

Heute suche ich mir eine sanfte Sucht,
auf die ich ab sofort verzichten will:
Kaffee, Süßigkeiten etc. Statt etwas zu mir zu
nehmen, was mir nicht guttut, atme ich tief durch,
klopfe mit den Fingern 20-mal auf das Jochbein
und genieße die frei gewordene Lebensenergie.

2

Drachenmilch

Als Grundlage für unseren heutigen Anti-Stress-Drink dienen eine Banane sowie Biovollmilch, Sojamilch oder Reismilch (200 ml). Pürieren Sie beides und fügen Sie folgende Zutaten hinzu: 1 EL Weizenkeime, 1 EL Sesamsamen, 1 TL Zimt, 1 TL Honig, 1 TL Hefeflocken, ½ TL Vanilleschote, ½ TL Ginseng und nach Bedarf 1 TL Zitronensaft oder 1 TL Haselnussmus. Verquirlen Sie alles und trinken Sie es langsam (eher »kauen« als trinken). Der Drachenmilch-Drink ist basisch und wirkt energetisierend. Sie werden sich zugleich gestärkt und leicht fühlen.

Heute bereite ich mir einen Anti-Stress-Drink aus lauter guten Zutaten.

3

Eigenlob riecht gut (I)

Bei aller Beschäftigung mit dem Ungelösten dürfen wir unsere Stärken nicht vergessen. Statt sich ständig zu fragen: »Was habe ich heute falsch gemacht?«, fragen Sie sich doch einmal: »Was ist mir heute gut gelungen?«

Heute gehe ich bewusst durch den Tag,
achte auf die Dinge, die mir gut gelingen, und
erkenne mich dafür an. Ich bin dankbar.

4

Eigenlob riecht gut (II)

In unserem Bestreben, uns selbst zu verbessern, sind wir oft viel zu sehr mit unseren Defiziten beschäftigt. Der gesellschaftliche Nutzen, den wir erbringen können, basiert jedoch auf unseren Stärken. Das, worin wir besonders gut sind, macht unseren »Marktwert« aus – privat wie beruflich.

Übung: Setzen Sie sich hin und schreiben Sie all Ihre Stärken auf eine Liste. Dann finden Sie die zehn größten heraus. Gleichzeitig bitten Sie fünf Ihrer Freunde um ein Feedback: »Was sind meine größten Stärken und in welchen Situationen sind sie von allgemeinem Nutzen?« Aus der Kombination aus Selbst- und Fremdeinschätzung bauen Sie Ihr positives Selbstbild auf. Wenn Sie möchten, bieten Sie Ihren Freunden an, das Gleiche für sie zu tun.

Heute schreibe ich meine Stärken auf und erbitte von meinen Freunden eine entsprechende Liste über mich!

5

Abstand nehmen – der Wert der Pause

In unserem privaten wie beruflichen Alltag durchlaufen wir normalerweise »Routinen«, die manchmal erfreulich, manchmal unerfreulich sind. Der gesamte Alltag ist in der Regel stark automatisiert. Beziehungen, Geschäftspartnerschaften, Umsatzentwicklungen verlaufen in »Prozessen«. Auf- und Abwärtsbewegungen gehören zum Leben. Bei alldem wird meistens jedoch unterschätzt, wie wertvoll es ist, Abstand zu nehmen und sich aus einer Entwicklung, einem Prozess, einer Beziehung kurzfristig zurückzuziehen. »Wenn das Ich die Tuchfühlung mit dem Selbst verliert, muss das Ich ausruhen, damit das Selbst wieder gefunden werden kann.« Was bedeutet das? Wann immer wir in unserer Ich-Verhaftung (Ego) feststecken, sind wir versucht, die Lebensereignisse zu erzwingen, statt die natürliche Ordnung die Dinge zu unserem Wohl regeln zu lassen. Das erzeugt eine Menge Stress.

Tipp: Wann immer Sie sich im »Ich« festgefahren haben, sollten Sie sich zurückziehen, die Sache loslassen und sich auf etwas anderes konzentrieren, bis die Tuchfühlung mit dem Selbst wieder möglich wird.

Heute mache ich immer wieder »Urlaub vom Ich« und konzentriere mich ganz auf das Selbst.

6

Der innere Beratungsort

Unser Unterbewusstsein denkt in Bildern und ist über Bilder erreichbar. Viele private und berufliche Probleme lassen sich nicht durch den Verstand lösen, erst durch die kombinierte Nutzung von »logischer« und »bildhafter« Gehirnhälfte kann die Inspiration fließen. Statt sich über die täglichen Entscheidungen den Kopf zu zerbrechen, sollten Sie bei Ihrer Entscheidungsfindung die Gabe der Visualisierung nutzen.

Übung: Stellen Sie sich einen idealen Rückszugsort für eine Besprechung Ihrer aktuellen privaten und beruflichen Entscheidungen vor. Was könnte dies sein? Ein Tempel, ein Platz am Strand von Kho Samui in Thailand, eine einsame Berghütte? Bitten Sie Ihr Unterbewusstsein, Ihnen ein Bild für so einen Ort zu geben. Malen Sie ihn – dadurch wird das innere Erleben im Außen sichtbar gemacht. Dann schließen Sie die Augen, begeben sich gedanklich an diesen Ort – und achten auf Ihre Eingebungen. Ohropax, »Ohren zuhalten« oder entsprechende Musik aus dem Kopfhörer unterstützen die Vertiefung. Hilfen für die Visualisierung erhalten Sie unter anderem in dem Buch »Kraftquelle Mentaltraining« (Kurt Tepperwein, Goldmann Verlag).

Heute imaginiere ich einen inneren Rückzugs- und Beratungsort, von dem aus ich für meine Lebensthemen bildhafte Lösungen aufsteigen lasse.

7

Die inneren Berater

Intuitive Klarheit gewinnen Sie über Selbstgespräche. Es hat sich hierbei als vorteilhaft erwiesen, wenn Sie sich zwei Berater vorstellen, die Sie unterstützen. Die beiden Ratgeber sollten verschieden sein, beispielsweise ein Mann und eine Frau, ein kritischer und ein optimistischer, ein erdverbundener und ein geistiger Berater. Wer sind in Ihren Augen die weisesten Ratgeber, die Sie sich momentan vorstellen können? Laotse, Jesus, Salomon, die heilige Maria, ein König oder eine Königin? Bitten Sie Ihr Unterbewusstsein, Ihnen diese beiden Personen JETZT zu zeigen. Begeben Sie sich dann in der Fantasie mit Ihren beiden Beratern an einen Ort Ihrer Wahl und besprechen Sie mit ihnen gedanklich die anstehenden Entscheidungen. Notieren Sie die gefundenen Antworten, aber handeln Sie nicht sofort. Eventuell sprechen Sie auch mit Freunden über das, was Sie entdeckt haben. Eine gute Intuition will trainiert sein – bis dahin benötigt sie immer wieder wachsame Überprüfung.

Heute imaginiere ich zwei weise Berater für mein Leben und bespreche mit ihnen in der Fantasie anstehende Entscheidungen.

8

Den inneren Kritiker bewusst wahrnehmen

Jeder von uns verfügt über einen »inneren Kritiker«. Er hat die Aufgabe, unsere Fantasien und Luftschlösser auf Lebensfähigkeit abzuklopfen, damit wir keine leichtsinnigen Fehler begehen. Bei manchen Menschen ist dieser Kritiker komplett verdrängt. Es handelt sich hierbei um die bunten Paradiesvögel, die permanent von himmlischen Zuständen träumen – aber völlig unfähig sind, sich mit der Realität auseinanderzusetzen. Bei anderen ist der innere Kritiker überstark – das sind Menschen, die sich gar nichts zutrauen und deren Leben deshalb zwar sicher, aber farblos und langweilig ist. Nun geht es im Leben nicht darum, einem der beiden Extreme den Vorrang zu geben, sondern den inneren Kritiker so einzusetzen, dass er ausgewogen agiert. Einen destruktiven inneren Kritiker erkennen Sie an Gedanken wie: »Das klappt doch sowieso nicht …«, »Das hat noch nie funktioniert …«, »Das schaffst du nie …«. Wenn Sie von solchen Gedanken bombardiert werden, sagen Sie Ihrem inneren Kritiker: »Bitte nenne mir jetzt sachlich deine Argumente und ich werde sie im Einzelfall prüfen.«

Heute nehme ich Kontakt zu meinem inneren Kritiker auf. Ich prüfe sorgfältig, wo ich zu gehemmt und wo ich zu leichtgläubig agiere. Ich finde in mir die Mitte.

9

Den inneren Träumer kennenlernen

Von William Shakespeare stammt der Ausspruch: »Unsere Zweifel sind Verräter am Guten, das wir oft erringen könnten, wenn wir den Versuch nicht fürchten würden!« Jeder von uns verfügt auch über einen inneren Träumer. Er ist genauso wichtig wie unser innerer Kritiker, denn ohne den Mut, das Unvorstellbare zu träumen, erscheint unser Leben fade und eingefahren. Träumen Sie von einem glücklichen und erfüllten Leben – selbst wenn Ihre Träume nicht komplett wahr werden, lohnt es sich. Denn das Träumen verleiht Kraft und gibt Lebensmut.

Heute schreibe ich eine Liste unter dem Titel »Wenn ich könnte, wie ich wollte, würde ich …« und lege mir hierbei keinerlei gedankliche Schranken an.

10

Mit dem inneren Realisten bewusst zusammenarbeiten

Der Realist in uns ist der Teil, der einen Sinn fürs Praktische hat. Er weiß, was machbar ist und was nicht. In unserem Unterbewusstsein sind viele Bilder für das Realistische gespeichert:

Situationen, die wir absolut korrekt eingeschätzt haben. Aber auch Erfahrungen, bei denen wir etwas ganz konkret »machbar gemacht« haben. Mit Ihrem inneren Realisten nehmen Sie Kontakt auf, indem Sie sich einige dieser Erfahrungen vergegenwärtigen und sich gedanklich noch einmal in diese Situationen begeben. Von Ihrem inneren Realisten können Sie immer wieder erfahren, wie realistisch Ihre Träume sind und wie zutreffend Ihre Selbstkritik ist.

Heute erstelle ich eine Liste aller Situationen,
in denen ich das Leben realistisch eingeschätzt habe,
und komme so in Tuchfühlung mit meinem
inneren Realisten.

11

Die Disney-Strategie

Mit guten Strategien wie der folgenden begründete Walt Disney sein Imperium:

1. Erinnern Sie sich an eine Zeit, in der Sie voller Träume und Hoffnungen für Ihr Leben waren. So sind Sie in Kontakt mit Ihrem inneren Träumer. Bitten Sie dann Ihr Unterbewusstsein, in Ihnen ein Sinnbild für Ihren Lebenstraum aufsteigen zu lassen. Eventuell lassen Sie mehrere erscheinen und wählen daraus das für Sie wichtigste aus.
2. Erinnern Sie sich einer Zeit, in der Sie sehr kritisch waren und zu Recht Luftschlösser angegriffen haben. So kommen Sie in Kontakt mit Ihrem inneren Kritiker. Bitten Sie ihn, die drei wichtigsten Gegenargumente für Ihren Lebenstraum zu präsentieren.
3. Vergegenwärtigen Sie sich eine Zeit, in der Sie sehr realistisch waren. Betrachten Sie aus dieser Perspektive Ihren Lebenstraum und die Gegenargumente. Verändern Sie den Lebenstraum eventuell und geben Sie ihn wieder zurück an den inneren Träumer.
4. Lassen Sie Ihren Lebenstraum so lange durch die drei inneren Instanzen kreisen, bis Sie eine realistische Vision und Wege gefunden haben, ihn zu realisieren.

Heute setze ich mich ganz konkret mit meinen Lebensträumen auseinander und überprüfe Sie auf Machbarkeit.

12

Den inneren Richter aufrichten

Der innere Richter hat eine ähnliche Funktion wie der innere Kritiker. Seine Aufgabe ist es allerdings nicht, Projekte oder Verhalten zu kritisieren, sondern uns selbst zu bewerten. Er ist an einer Veredelung unseres Bewusstseins interessiert. Verdrängen wir ihn komplett, laufen wir Gefahr, korrupt und im Extremfall sogar kriminell zu werden. Agiert er ungefiltert, brechen wir unter den Selbstanklagen, die er uns schickt, zusammen. Sie erkennen den inneren Richter an den negativen Gedanken über Sie selbst, die er Ihnen zukommen lässt. Wenn Ihnen solche Gedanken bewusst werden, sollten Sie sich fragen: »Wer ist das überhaupt, der da von mir meint, ich sei so ein schlechter Mensch?« Sie werden so dem inneren Richter auf die Spur kommen. Entlarven Sie ihn.

Übung: Malen Sie ein Porträt von Ihrem inneren Richter. Sagen Sie ihm: »Ich höre dich, du brauchst mich nicht anzuschreien.« Lauschen Sie, was er zu sagen hat, prüfen Sie es sorgfältig und erkennen Sie dann, dass all dies nur eine MEINUNG über Sie ist – und die kann richtig oder falsch sein.

Heute befreie ich mich von der Macht des inneren Richters, indem ich auf meine Selbstbewertungen achte, sie aber nicht ungefiltert hinnehme, sondern auf »Stimmigkeit« überprüfe.

13

Über sich selbst lachen können

Im Gegensatz zu den Tieren, die stets alles »tierisch ernst« nehmen, sind wir Menschen mit Humor gesegnet. Humor steht über den täglichen Plagen des Alltags und verfügt im Gegensatz zu dem scharfen Witz, der auf Kosten anderer geht, über Feinsinn und Lebenskultur. Alle großen Geister, von Shakespeare bis Goethe, verfügten über eine ordentliche Prise Humor. Seine wahre Größe erreicht der Humor dort, wo der Mensch über sich selbst lachen kann. Wenn Sie das nächste Mal wegen irgendwelcher Untugenden angemosert werden, antworten Sie doch einmal wie folgt: »Ich bin ehrgeizig, fleißig und durch und durch fehlerhaft!« Oder: »Im Laufe meines Lebens konnte ich mich steigern: Zuerst war ich perfekt, dann wurde ich plusquamperfekt – heute bin ich die Krönung: unperfekt!« Die für Sie passende humorvolle Parade wird Ihnen immer dann einfallen, wenn Sie sich selber nicht mehr im Weg stehen.

Heute lache ich einmal herzhaft über mich selbst – und meine Macken und Versäumnisse.

14

Überschaubare Ziele setzen, zu unrealistischen Vorhaben Nein sagen

Sie müssen nicht alles schaffen. Lernen Sie, bei unrealistischen Anforderungen klipp und klar Nein zu sagen: »Sie geben mir Arbeit für sechs Stunden, erwarten aber, dass alles in zwei Stunden fertig ist, das ist nicht zu schaffen!« Wo es um Arbeiten geht, die Sie in Eigenverantwortung erledigen, sollten Sie sich realistische Etappenziele setzen. Der Weg dahin sollte überschaubar, das Ziel selbst erreichbar sein. Sehen Sie das (Tages-)Ziel vor Ihrem geistigen Auge, und wenn Sie es erreicht haben, belohnen Sie sich selbst.

Heute setze ich mir realistische Etappenziele.
Ich lehne es ab, mich von einem unrealistischen
Vorhaben verschleißen zu lassen.

15

Anerkennen statt neidisch sein

Neid verursacht zuverlässig Mangel. Wann immer Sie auf die gute Figur eines anderen, seinen Erfolg, seine Gesundheit etc. neidisch sind, denken Sie dabei automatisch: »Ich habe das nicht!«

Tipp: Wenn Sie in »positiver Energie« leben wollen, lassen Sie den Neid ruhen. Bewundern oder anerkennen Sie den Betreffenden für das, was er hat und ist. Gestehen Sie ihm einfach zu, dass er so ist, wie er ist, und all die Gaben des Universums hat, die Sie gerade bei ihm wahrnehmen. Dadurch kommen Sie mit dem anderen und seinen Gaben in Frieden. **Wichtig** ist hierbei, sich angesichts der Vorzüge eines anderen nicht klein zu fühlen. Um dieser Gefahr entgegenzuwirken, sollten Sie sich das Gute bewusst machen, das Ihnen vom Leben geschenkt wurde: Freizeit, Kinder, Empfindungsfähigkeit, was auch immer es ist. Bewundern statt missbilligen ist hier der Schlüssel zur Positivität: »Ich habe genug, behalte, was du hast, mein Bruder!« (Esau zu Jakob im Alten Testament).

Den Vorzügen eines anderen Menschen
begegne ich heute mit Anerkennung,
aufrichtiger Bewunderung
und nicht mit Neid.

16

Gönnen statt eifersüchtig sein

Eifersucht ist laut Volksmund »eine Leidenschaft, die mit Eifer sucht, was Leiden schafft«. Ebenso wie Neid verursacht auch Eifersucht einen Mangel in uns. Wenn wir eifersüchtig sind, wollen wir den anderen kontrollieren. Manche Eifersüchtige gehen sogar so weit, dem Partner alles zu verbieten – und sich selbst jedes erdenkliche Recht (z.B. auf einen Seitensprung) einzuräumen. Trotzdem sind sie unglücklich. Denn wahres Lebensglück kann sich nur einstellen, wenn »die Winde des Himmels« zwischen Ihnen und Ihrem Partner tanzen können, also wenn die eigene Stimmigkeit im JETZT und die Hand des Lebens, die beide umfasst, entscheidet und nicht das Dogma.

Übung: Wann immer Sie eifersüchtig sind, ersetzen Sie Ihre Eifersucht durch wohlwollende Großzügigkeit: Gönnen Sie dem anderen die Erfahrung, die er gerade macht. Weil Sie ihn glücklich sehen wollen, weil Sie ihm zu Freiheit verhelfen wollen, weil Sie ihn lieben. In dem Maße, wie Sie dem anderen diese Freiheit gestatten, fühlen Sie sich auch selbst frei. Denn die Freiheit, die wir geben, kehrt ins eigene Herz zurück. Wo Sie noch nicht loslassen können oder negative Gedanken über das haben, was sich der andere »herausnimmt«, bitten Sie gedanklich eine höhere Macht (Gott, Ihren Meister, Jesus), Ihnen zu helfen, diese Gefühle loszulassen.

Heute ersetze ich Eifersucht durch Großzügigkeit.

17

Gewaltfreie Kommunikation

Der heilige Benedikt sagte einmal: »Streite, wenn es sein muss, aber liebe den Streit nicht. Hast du dich mit jemandem entzweit, schließe vor Sonnenuntergang Frieden.« Die Idee der gewaltfreien Kommunikation stammt von Marshall B. Rosenberg, der als Kind immer wieder in einem Elendsviertel beobachten musste, wie Menschen in Schlägereien oder Schlimmeres verwickelt wurden – nur weil sie nicht in der Lage waren, gewaltfrei zu kommunizieren. Wenn Sie das nächste Mal in einem Interessenkonflikt sind, sollten Sie die folgenden vier Schritte der sogenannten »Rosenberg-Methode« beherzigen:

1. Teilen Sie Ihre Beobachtungen wertfrei mit, ohne sich persönlich betroffen zu fühlen.
2. Drücken Sie Ihre Gefühle so präzise wie möglich aus.
3. Sprechen Sie offen über Ihre Bedürfnisse, insbesondere solche, die hinter Ihren aktuellen Gefühlen stehen.
4. Richten Sie eine Bitte an den anderen.

Wenn Sie etwas stört, ist es wichtig, nicht mit der Tür ins Haus zu fallen – so bleibt der Haussegen gewahrt. Gewöhnen Sie sich an, insbesondere mit Ihrem Partner vor dem Zubettgehen Frieden zu schließen, Unerledigtes auszusprechen. So kann die Nacht seelische Wunden heilen.

Heute übe ich mich darin,
meine Anliegen gewaltfrei mitzuteilen.

18

Für einen klaren Kopf

Manchmal fühlen wir uns unwohl, weil unserem Gehirn Energie fehlt. Hier eine **Übung** gegen Blutleere im Kopf, die Sie immer wieder zwischendurch praktizieren können:

Stellen Sie sich gerade hin, die Füße etwas auseinander, die Knie sind durchgedrückt. Beugen Sie nun mit gestreckter Wirbelsäule den Oberkörper so weit wie möglich nach vorne. Das Steißbein geht dabei nach oben, der Kopf hängt locker herunter und die Hände berühren, so weit es geht, den Boden. Genießen Sie die Dehnung einige Zeit, bis Sie spüren, dass Ihr Kopf frei und klar wird. Dann richten Sie sich langsam wieder auf.

Heute sorge ich für eine gute Durchblutung im Kopf, indem ich mich im Stehen so weit wie möglich nach vorne beuge und einige Zeit in dieser Position verharre.

19

Tai-Chi und Qigong

Tai-Chi und Qigong sind fernöstliche Formen der Bewegungsmeditation, sie bringen Körper, Seele und Geist in Einklang. Einfache Grundübungen, die Sie in der Volkshochschule lernen können, genügen, um Ihr Körper-Energiesystem zu harmonisieren. Wenn Sie sich noch nicht mit Tai-Chi auskennen, legen Sie ruhige Musik auf und stellen sich vor, Sie würden Tai-Chi oder Qigong beherrschen. Bewegen Sie sich sanft zu den Klängen der Musik. Imaginieren Sie, dass die Lebenskraft »Chi« durch Sie fließt bzw. von Ihnen geformt und gestaltet wird. Und wenn es Ihnen Spaß gemacht hat, belegen Sie einen Tai-Chi- oder Qigong-Kurs in Ihrer Nähe.

Heute übe ich Tai-Chi oder Qigong –
oder melde mich zu einem »Schnuppertag«
an der Volkshochschule an.

20

Drei Arten von Angelegenheiten

Gemäß Byron Katie, Begründerin der Selbsterforschungsmethode »The Work«, gibt es drei Arten von Angelegenheiten: meine Angelegenheiten, Ihre Angelegenheiten und Gottes Angelegenheiten. Schwierigkeiten entstehen, wenn ich mich in Ihre oder in Gottes Angelegenheiten einmische. Beispiele:

- Wessen Angelegenheit ist es, wie das Wetter heute ist, welche Jahreszeit wir haben, wo Unwetter, Katastrophen oder Rekordernten verzeichnet werden? – Gottes Angelegenheit!
- Wessen Angelegenheit ist es, mit wem Sie essen gehen, Sex haben, wie Sie denken, leben, fühlen? – Ihre Angelegenheit!
- Wessen Angelegenheit ist es, was ich mir heute zu Mittag koche, welchen Film ich mir im Kino anschaue und wann ich mein Handy reparieren lasse? Meine Angelegenheit!

Die Welt ist so, weil sie so sein muss. Der andere ist so, weil er so sein muss. Und ich bin so, weil ich so sein muss. Wie macht man Berlin zur saubersten Stadt der Welt? Indem jeder vor seiner eigenen Haustür kehrt!

Heute übe ich mich darin,
alles, in das ich mich einmischen möchte,
in drei Arten von Angelegenheiten einzuteilen:
meine, Ihre und Gottes Angelegenheit. Dadurch
erziele ich gedanklichen Frieden. Mein Hader mit
dem anderen und der Welt hört auf.

21

Projektionen zurücknehmen

Viel Stress entsteht aus der Unzufriedenheit mit unseren Mitmenschen. Indem wir ihnen vorschreiben wollen, was sie zu tun haben, und sie mit Vorwürfen überhäufen, glauben wir, eine bessere Welt zu schaffen. Doch das Gegenteil ist der Fall: Je mehr wir an den anderen herummeckern, umso scheußlicher verhalten sie sich. Dies liegt am sogenannten Resonanzgesetz: »Wie man in den Wald hineinruft, so schallt es zurück!« Jeden Vorwurf oder Groll gegen einen Menschen sollte man zunächst genau prüfen und erst einmal anzweifeln: »Kann ich wirklich wissen, dass mein Chef liebevoller sein sollte?« Wenn es dann gelingt, den Vorwurf auf sich zu beziehen statt auf den anderen, erkennt man den Spiegel, den der andere durch sein Verhalten bietet: »ICH sollte liebevoller sein!« Indem man die Realität (die Tatsache, wie sich andere verhalten) akzeptiert, kann sie sich ändern. Was immer mich am anderen stört – sobald ich diesen Anteil bei mir selber erkennen kann, verschwindet der Beziehungsstress.

Heute denke ich darüber nach,
wem ich etwas vorzuwerfen habe, beziehe den
Vorwurf jedoch auf MICH SELBER.
Zudem erstelle ich eine Liste darüber,
was mich am anderen stört, und finde heraus,
welchen Anteil mir der andere damit spiegelt.

22

Zwiegespräche

In privaten wie in geschäftlichen Beziehungen kommt es oft zu Meinungsverschiedenheiten. In der Hektik des Tagesgeschehens ist es nicht immer möglich, die Dinge auszudiskutieren. Oft reicht die Zeit dafür auch gar nicht. Viel sinnvoller ist es deshalb, das Störende zu notieren und, zum Beispiel monatlich, regelmäßige Klärungsgespräche zu führen. Diese Treffen sollten Sie einhalten, auch wenn Ihnen gerade keine Unstimmigkeit bewusst ist. Es empfiehlt sich folgender Ablauf:

1. Man setzt sich gegenüber an einen Tisch. Jeder bekommt 15 Minuten, in denen er ohne Unterbrechung reden darf. In dieser Zeit sollte er den anderen nicht anklagen, sondern »ein Selbstporträt« malen, d.h. die eigenen Empfindungen darstellen, ohne zu werten.
2. Die Aufgabe des Zuhörenden ist es, ins Mitgefühl zu gehen, sich zu öffnen und die Aussagen des anderen tief ins eigene Herz zu nehmen, ohne Widerstand zu leisten.
3. Danach wird gewechselt.

Es geht darum, sich völlig unvoreingenommen zu begegnen, so als hätte man den anderen noch nie gesehen, und bereit zu sein, den anderen neu und ungefiltert zu entdecken – wie er ist!

Heute führe ich ein konstruktives Klärungsgespräch mit einem Freund, Kollegen oder dem Partner.

23

Die Übung mit der Acht

Manchmal sind wir mit Menschen mehr verstrickt, als uns lieb ist. Gerade in Partnerschaften, Elternbeziehungen, aber auch in engen Geschäftskontakten ist dies schnell der Fall. Phyllis Krystal, die Autorin des Buches »Die inneren Fesseln sprengen!« (Ullstein Verlag), hat eine Methode entwickelt, um verwickelte Beziehungen zu lösen. Hier die Kurzform:

Übung: Stellen Sie sich vor, Sie sitzen dem Betreffenden gegenüber. Imaginieren Sie eine auf dem Fußboden liegende Acht zwischen ihm und Ihnen. Sie sitzen in der einen Hälfte der Acht, der andere in der anderen Hälfte. Stellen Sie sich vor, dass alle Gedanken, Emotionen und Empfindungen, die den anderen betreffen und zu ihm gehören, über die liegende Acht von Ihnen weg und zum anderen hinfließen. Imaginieren Sie, dass alle Gedanken, Emotionen und Empfindungen des anderen, die zu Ihnen gehören, zu Ihnen zurückkommen. Wann immer Sie sich mit den Energien eines anderen Menschen verstrickt fühlen, wenden Sie die »liegende Acht« an. Wenn Sie möchten, können Sie am Ende der Übung eventuell geistige Verwicklungen, die Sie mit dem anderen auf eine ungelöste Weise verbinden, gedanklich durchschneiden.

Heute löse ich mich von negativen Verstrickungen mit anderen Menschen, indem ich die liegende Acht anwende oder mir die Verstrickung als eine Kordel vorstelle, die ich durchtrenne.

24

Den inneren Raum freiräumen

Die Zen-Meister sagen, dass in einem Zimmer, das voller Möbel ist, wenig Raum vorhanden ist. Den Raum gewinnt man, indem man die Möbel herausnimmt. Was bedeutet das? Unser kreativer Innenraum ist in der Regel vollgestopft mit Verstandesmüll, Erwartungen, Vorstellungen, Konditionierungen, Urteilen, Selbstverurteilungen, alten Bildern und Eindrücken, die belasten. Indem Sie dies alles loslassen, entsteht Frei-Raum fürs Leben – und für Sie selber.

Heute liste ich alles auf, was ich loslassen möchte:
Erwartungen, Vorstellungen usw.
Ich lasse los und bin frei.

25

Die Hei-Ja-Übung

Manchmal, wenn die Energie sinkt und man sich gestresst oder schläfrig fühlt, tut es gut, sich für sich selbst zu begeistern. Früher benutzten die alten Kulturen Schlachtrufe dafür, über die Jahrtausende haben sich die verschiedensten Laute und Klangkombinationen bewährt. Der vielleicht eingängigste Ruf ist das »Hei-Ja«. Der Klang »hei« erinnert uns möglicherweise an das englische »High« (hoch) und das »Ja« drückt unser tägliches Ja zum Leben aus.

Übung: Stellen Sie sich breitbeinig hin und lassen Sie den Oberkörper nach unten fallen, die Arme hängen locker über dem Kopf, die Hände berühren den Boden. Rufen Sie beim Heruntergehen: »Hei!« Dann bewegen Sie den Oberkörper nach oben, breiten die Arme weit über dem Kopf aus und rufen dabei: »Ja!« Wiederholen Sie das »Hei-Ja« zehnmal. Besonders stark wirkt es als Zweierübung mit einem Partner oder in einer Gruppe (in diesem Fall sollten alle Partner durchwechseln, bis jeder mit jedem die Übung gemacht hat).

Heute begeistere ich mich für mich selbst.
Mein Schlachtruf lautet: »Hei-Ja!«

26

Äußere Stressfaktoren erkennen und ausschalten

Schlimmer als der einmalige große Ärger ist der tägliche Kleinstress. Viele Menschen ertragen ihn Tag für Tag im Berufs- wie im Privatleben geduldig, ohne sich Gedanken da-rüber zu machen, wie man das Ärgerlevel reduzieren kann. Manche Menschen machen sich selbst sogar künstlich Stress, weil sie die Leere – und damit die Bewusstheit –, die in der Stressfreiheit entstehen würde, nicht ertragen. Das Märchen vom Hasen und dem Igel lehrt uns, dass es nicht darum geht, blind durchs Leben zu hetzen, sondern stets am rechten Platz im Hier und Jetzt präsent zu sein. Stressoren sollten bei Ihnen deshalb auf eine »schwarze Liste« kommen. Abends bietet sich die Gelegenheit, diese Liste durchzugehen und zu überlegen, wo und wie Sie die einzelnen Stressfaktoren ausschalten können. Dies beginnt im Privatleben mit einer weitsichtigen Kindererziehung und endet im Berufsleben damit, Büroklatsch und sinnlosen Diskussionen aus dem Weg zu gehen.

Heute setze ich Dinge, die mich stressen,
auf eine schwarze Liste – und überprüfe abends,
wie ich sie abstellen kann.

27

Jenseits der Grenzen des Verstandes

Die Zeile »Guten Morgen liebe Sorgen, seid Ihr auch schon alle da?« aus Jürgen Von der Lippes Lied drückt leider sehr zutreffend unsere oft pessimistische Einstellung aus. Gerade die ersten Minuten nach dem Wachwerden entscheiden, wie gut – oder schlecht – der kommende Tag verläuft. Jeder kennt das Gefühl, mit dem falschen Fuß aufgestanden zu sein – oder auch einen Supertag erwischt zu haben. Forscher haben herausgefunden, dass wir in »Gedankenroutinen« denken, in die wir eingesponnen sind. Nur 4 % der täglichen Gedanken sind neu und kreativ, ca. 40.000 Gedanken täglich beruhen lediglich auf Routinen. Dies können Sie aber ändern:

Tipp: Wenn Sie morgens aufwachen, beobachten Sie Ihre Gedankenroutinen – und erbitten dann von Ihrem höheren Selbst einen positiven Einfall oder Gedankenblitz, der jenseits dieser Routinen liegt, der Sie motiviert und beflügelt. Liegen Sie auf der Lauer, warten Sie auf diesen Gedanken und lassen Sie sich von ihm in den Tag führen.

Heute achte ich beim Aufwachen auf einen positiven Gedanken jenseits der Grenzen des Verstandes, an dem ich mich festhalte.

28

Das Geheimnis der Unbesiegbarkeit

Ein bekannter Aikido-Meister wurde einmal nach dem Geheimnis seiner Unbesiegbarkeit gefragt. Er antwortete: »Wenn der Gegner die Kraft 9 besitzt und ich die Kraft 1, dann überwinde ich den Gegner mit der Kraft 9+1=10.« Sie besiegen Ihre Gegner nicht, indem Sie gegen sie kämpfen, sondern indem Sie sich auf die Plattform begeben, auf der sie beide stehen, also indem Sie die Standpunkte des Gegners integrieren (sogenanntes Win-win-Prinzip). Lincoln sagte treffend: »Der einfachste Weg, seine Feinde zu vernichten, ist der, sie zu Freunden zu machen!«

Im Klartext bedeutet dies: Erkennen Sie, dass Sie immer »im gleichen Boot« sitzen, das gleiche Problem haben und im Endeffekt das Gleiche wollen wie der andere. So wie Regierungspartei und Opposition beide für die Demokratie arbeiten. Begreifen Sie sich und Ihren geschäftlichen oder privaten Partner als EIN Wesen. Drängen Sie Ihre Eigeninteressen zurück und tragen Sie für dieses gemeinsame Wesen Sorge. Achten Sie darauf, dass Ihr Anliegen weder Sie noch den anderen benachteiligt. Sobald Sie das tun, sind Sie unbesiegbar.

Heute konzentriere ich mich auf das Gemeinsame mit Gegnern, Partnern und Kollegen.

29

Den anderen in seinem Wesen wahrnehmen

Wenn wir mit anderen Menschen Kontakt aufnehmen, beurteilen wir sie nach äußeren Merkmalen: Kleidung, Status, berufliche Position, Haarfarbe, Figur usw. Damit verpassen wir jedoch das Wesentliche an diesen Menschen, das, was ihr Wesen ausmacht, das Essenzielle. Kommunikation, Rhetorik, Gespräche sind eigentlich nur Wege, um uns an das Wesentliche des Menschen heranzutasten. Oftmals fühlt sich der andere, trotz guter Worte, unverstanden, weil er sich im Wesen nicht berührt fühlt. Es gibt jedoch intuitive Methoden, mit deren Hilfe Sie lernen können, das Wesen des anderen zu erfassen:

Tipp: Überlegen Sie: Wenn der andere ein Lied wäre, welches Lied würde ihm entsprechen? »Die Moldau« von Smetana oder »Freude, schöner Götterfunken«? Wenn der andere ein Gemälde wäre, welches würde ihn versinnbildlichen? Eines von Franz Marc, van Gogh oder Picasso? Schaffen Sie Analogien, um den anderen intuitiv zu erfassen. Je mehr Sie dies trainieren, umso leichter wird es Ihnen fallen, auch neue Menschen tiefer wahrzunehmen. Ihre Kommunikation wird dadurch wesentlicher und stressfreier – der andere fühlt sich von Ihnen verstanden.

Heute versuche ich den anderen in seinem Wesen zu erfassen und mit dem Wesen des anderen zu kommunizieren.

30

Aus dem inneren Raum heraus agieren

Das Geheimnis des »inneren Raumes« ist gar nicht so leicht zu erklären, aber es gibt diesen Raum. Normalerweise handeln wir aus unserem Verstand heraus: Ein Gedankenimpuls setzt sich in Tat oder Sprache um. Dadurch ist unsere Wirkungsweise vorhersehbar und begrenzt. Wenn Sie jedoch große Tänzer oder Tai-Chi-Meister beobachten und nachzuahmen versuchen, werden Sie feststellen, dass diese Menschen aus einem »inneren Raum« heraus agieren. Auch im fernöstlichen Tantra wird gelehrt, die Liebe nicht aus einer Körpermechanik, sondern aus einem inneren geistigen Raum heraus zu praktizieren, wie zwei Körper, die schweigend miteinander beten. Wie aber kommen Sie in diesen »inneren Raum«, aus dem heraus offenbar so vieles möglich ist?

Tipp: Schließen Sie die Augen und fragen Sie sich: »Wer bin ich wirklich?« Spüren Sie dem nach, der diese Frage stellt, suchen Sie dieses »Ich«. Sie werden feststellen, dass dort niemand ist – nur leerer Raum, den Sie mit allem füllen können.

Heute agiere ich bewusst aus meiner inneren Leere, meinem »inneren Raum« heraus, der unbegrenzte Möglichkeiten birgt.

31

Die Adler-Meditation

Das letzte Bild, das wir beim Einschlafen in unserem Bewusstsein halten, begleitet uns in unseren Traum hinein. Dadurch ist es möglich, unsere Traumkraft für Lebensentscheidungen zu nutzen oder nachts in ausgewählte »Länder der Seele« zu reisen. In Traumseminaren kann man sogar lernen, sich während des Traums an eine ganz bestimmte, vorher festgelegte Kleinigkeit zu erinnern. Eines der einfachsten, aber auch angenehmsten Bilder, um ins Land der Träume zu fliegen, ist der »Adler«.

Übung: Während Sie in Ihrem Bett liegen, stellen Sie sich vor, sich in einen Adler zu verwandeln. Erheben Sie sich gedanklich aus Ihrem physischen Körper und fliegen Sie ins Land der Träume. Sie werden am nächsten Tag stressfrei und beflügelt erwachen.

Heute stelle ich mir beim Einschlafen vor, ich sei ein Adler, der sich über die Welt der Probleme erhebt und ins Land der Träume fliegt.

September

Von »Sagen, was man will« bis »Fidelio gegen Kopfschmerzen«

1

Sagen, was man will

Wer weiß, was er will, und sagt, was er will, der bekommt es auch. Leider sind die meisten Menschen dermaßen verwirrt und in sich zerrissen, dass sie weder wissen noch ausdrücken können, was sie wollen. Stattdessen spielen sie Spielchen, bei denen versucht wird, den anderen im eigenen Sinne zu manipulieren, das Ganze aber ziemlich vage, da man ja eigentlich nicht genau weiß, was man wirklich erreichen möchte. So entsteht Beziehungsstress im Privat- und Berufsleben.

Übung: Machen Sie sich klar, was Sie wollen – und was nicht. Sprechen Sie eventuell mit jemandem darüber oder gehen Sie an einen ruhigen Platz, um es herauszufinden. Dann sprechen Sie Ihre Wünsche aus, sagen Sie, was Sie wollen – ohne mit irgendetwas hinter dem Berg zu halten. In den meisten Fällen werden Sie auch bekommen, was Sie wollen.

Heute sage ich ganz klar, was ich will –
und was ich nicht will.

2

Erwartungen loslassen

Unnötiger Stress entsteht oft durch Erwartungen. Sie bewirken fast zwangsläufig Ärger. Wenn Sie etwas vom anderen erwarten und es tritt ein, besteht kein Grund zur Freude, denn genau das haben Sie ja erwartet. Werden Ihre Erwartungen nicht erfüllt, dann ärgern Sie sich unnötig darüber. Das Leben denkt leider nur selten daran, Ihre Vorstellungen zu realisieren.

Übung: Überlegen Sie doch einmal, von wem Sie etwas erwarten. Schreiben Sie es auf. Danach zerknüllen oder verbrennen Sie die Liste und lassen Ihre Erwartungen los.

Heute mache ich mir meine Erwartungen bewusst und lasse sie los.

3

Wasseraufbereitung der besonderen Art

Unabhängig von der Trinkwasserqualität können Sie Wasser auf einfache Weise spürbar verbessern, indem Sie es »beschallen«.

Tipp: Stellen Sie einen Wasserkrug zwischen die beiden einander zugewandten Lautsprecher Ihrer Stereoanlage. Für das Beschallen empfiehlt sich gute orchestrale Musik, z.B. Barockmusik oder auch »Water Spirit« von Richard Hiebinger, das extra für die Trinkwasser-Beschallung komponiert wurde. Wenn Sie möchten, verstärken Sie den Effekt, indem Sie das Wasser zusätzlich auf ein Symbolbild stellen. Dies kann ein christliches Symbol sein, ein indisches Mandala, das Origin-of-Life-Symbol, eine Fotografie von Wasserkristallen – ganz nach Wunsch. Die Schwingungen aus der Musik und dem Symbol werden erfahrungsgemäß binnen einer halben Stunde auf das Wasser übertragen. Probieren Sie es aus: Trinken Sie von dem Wasser und vergleichen Sie es geschmacklich mit unbehandeltem Wasser.

Heute veredle ich die Qualität meines Wassers,
indem ich es mit guter Musik beschalle
und/oder auf ein kraftvolles Symbol stelle.

4

Vorstellungen behindern die Wahrnehmung

Vorstellungen sind, wie das Wort bereits besagt, Dinge, die Sie vor die Wirklichkeit stellen. Die Wirklichkeit heißt so, weil sie »wirkt«. Sie kümmert sich nicht darum, welche Vorstellungen Sie haben. Wir haben ein Idealbild davon, wie sich der Partner verhalten sollte, wie die Regierung sein sollte und die Welt überhaupt.

Tipp: Es wird Ihnen nicht gelingen, die Welt Ihren Vorstellungen anzupassen. Erst wenn Sie Ihre Idealbilder fallen lassen, können Sie den anderen – und die Welt – wahrnehmen, wie er bzw. sie IST. Wie viel Stress erzeugen wir doch durch unsere Vorstellungen – und wie gelöst lebt es sich, wenn wir sie loslassen.

Heute erstelle ich eine Liste meiner Vorstellungen und lasse sie los.

5

Konditionierungen bewusst aus- oder abwählen

Im Versuchslabor des Prof. Skinner wird eine neue Ratte eingeführt. Die alte Ratte erklärt der neuen, wie es funktioniert: »Diesen Skinner habe ich ganz gut dressiert, du brauchst nur auf den Knopf zu drücken – und schon kommt der Käse.« Skinner denkt, er habe die Ratten konditioniert – und die Ratten denken das Gleiche von Skinner. Eigentlich konditionieren wir alle einander täglich. Würde das bewusst und im Dienste des anderen geschehen, wäre dies auch nicht schlecht, denn »to condition« bedeutet ja lediglich, sich zu stärken. Nachteilig wird es nur dort, wo die Konditionierung uns schwächt. Manchmal beruht sie auf der Vergangenheit. Was uns als Kind geholfen hat (z.B. herumschreien), kann uns heute den Job kosten. Da ist es gut, wenn wir auf unsere Konditionierungen aufmerksam werden – und sie bewusst auswählen.

Heute werde ich mir meiner Konditionierungen bewusst und löse mich von ihnen, wo sie nicht (mehr) hilfreich sind.

6

Andere kritisieren?

Kritik ist ein heikles Thema, denn jeder hört am liebsten nur Positives. Auf der anderen Seite weiß der Betreffende oft gar nicht, was er mit seinem Verhalten anrichtet, und könnte vieles besser machen, wenn er es wüsste.

Oberste Regel beim Kritisieren: Der andere muss die Chance bekommen, sein Gesicht zu wahren. Sie sollten also Kritik nicht nutzen, um den anderen zu dominieren oder gar zu schikanieren. Beginnen Sie am besten mit einem Kompliment oder einer Anerkennung. Sagen Sie, was Ihnen am anderen gefällt. Dann drücken Sie aus, was Sie am anderen beobachtet haben, mit welchem Verhalten des anderen SIE Schwierigkeiten haben (in der »Ich-Botschaft«). Und »last not least« sagen Sie dem anderen, was Sie sich von ihm wünschen, was Ihr Bedürfnis ist, worüber Sie sich freuen würden. Bieten Sie ihm eventuell auch Hilfe bei der Änderung seines Verhaltensmusters an – falls er dies wünscht. Aber erzwingen Sie nichts!

Heute kritisiere ich liebevoll, ohne zu dominieren, und in einer Form, die den anderen das Gesicht wahren lässt.

7

Kritik einstecken, ohne »eingeschnappt« zu sein

Viele Menschen sind unfähig, Kritik anzunehmen, und bereiten dadurch sich und anderen unnötigen Stress. Dabei geht es ganz einfach:

Prüfen Sie zuerst, ob die Kritik SACHLICH berechtigt ist. Wenn ja, hat der andere Sie auf etwas aufmerksam gemacht, was Sie verbessern können, und dafür können Sie ihm nicht böse sein. Sollte die Kritik jedoch nicht zutreffen, hat der andere sich einfach geirrt.

Tipp: Bei Kritik sollten Sie genau hinspüren und das Ganze nicht einfach aus Gefälligkeit annehmen oder aus Trotz ablehnen, seien Sie in einem gesunden Maße selbstkritisch.

Heute gehe ich souverän mit Kritik um,
indem ich als Erstes prüfe,
ob sie SACHLICH berechtigt ist.

8

Unsachlicher Kritik stilvoll begegnen

Manchmal werden wir unfair kritisiert. Der andere meint gar nicht die Sache, er will uns persönlich treffen. Auch hier gibt es zwei Möglichkeiten: Entweder der andere hat nur ein Problem mit Ihnen und mit keinem sonst – dann ist er eigentlich ein netter Mensch und das Ganze ist halb so schlimm, denn jeder hat das Recht, Sie zu mögen oder nicht. Oder aber der andere ist in aller Welt als streitsüchtig bekannt – dann sind Sie gar nicht gemeint, der andere meint sich selbst.

Glücksformel: »Wenn jemand mich nicht mag, mag er meistens auch sich selber nicht!«

Auch bei unsachlicher Kritik sind drei Schritte wichtig:

1. Erkennen Sie den anderen an. Wenn er beispielsweise ungerechtfertigt über Lärm klagt, sagen Sie: »Ich sehe, Sie sind ein Mensch, der Wert auf Ruhe legt!«
2. Geben Sie ihm eine SACHLICHE Antwort: »Ich habe Fenster geputzt, deshalb haben Sie die Stereoanlage ein wenig lauter gehört als sonst!«
3. Holen Sie ein »Ja« ein: »Wenn ich die Musik etwas leiser stelle, ist dann die Sache für Sie in Ordnung?«

Heute erkenne ich auch »Streithammel«
für ihr Sosein an – und lerne,
um die Fettnäpfchen herumzutanzen.

9

Schreihälsen den Wind aus den Segeln nehmen

Es gibt eine einfache Technik, Schreihälsen wirkungsvoll zu begegnen. Vielleicht haben Sie einmal einen Stierkampf gesehen und den Torero, der dafür sorgt, dass der Stier an ihm vorbeirennt. Das Geheimnis im Umgang mit aggressiven Menschen liegt darin, das, was sie zu sagen haben, einfach ins Leere laufen zu lassen.

Tipp: Wenn der andere Sie übel beschimpft, lassen Sie ihn ausreden – schließlich hat er Wichtiges zu sagen. Wenn er dann nach Luft schnappt, fragen Sie ihn mit Unschuldsmiene: »Gibt es noch etwas, das Sie mir sagen wollen?« – Falls ja, lassen Sie auch das unkommentiert. Leisten Sie keinen Widerstand – der Widerstandslose ist bekanntlich unwiderstehlich! So bleiben Sie stressfrei – auch angesichts von Schreihälsen.

Heute spiele ich Stierkampf mit Schreihälsen,
indem ich ihre Zornausbrüche widerstandslos
an mir vorbeigehen lasse und die Energie,
die mich dabei durchströmt, genieße.

10

Urteile nie

Wie das Wort Urteil bereits nahelegt, steckt im Urteil die Tendenz, das Ursprüngliche zu teilen. Urteile werden vollstreckt oder gefällt – die armen Betroffenen! Urteile sind aber auch blind. Denn dort, wo wir ein (Wert-)Urteil haben, können wir nicht wahrnehmen. Unsere Urteile basieren auf Glaubenssätzen »Man muss sich abrackern, um reich zu werden«, »Ehepartner dürfen nicht fremdgehen«, »Was sollen denn die Leute denken«. Oft steht ein »man sollte« dahinter. Dadurch wird das Leben grau, öde und langweilig. Doch eigentlich trifft jedes Urteil einen selber, denn wie der Volksmund weiß: »Was man sagt, das ist man selber!«

Tipp: Wenn Sie das nächste Mal aufgefordert werden, Ihre Meinung zu äußern, dann gehen Sie in die Wahrnehmung, versuchen Sie »das Wahre zu nehmen«. Für eine gute Wahrnehmung benötigen Sie (Fein-)Gefühl, dies bedeutet, »hinzufühlen« statt Verstandesakrobatik einzusetzen. So entstehen salomonische Betrachtungsweisen. Je öfter Sie dies üben, umso präziser wird Ihre Wahrnehmung.

Heute ersetze ich meine Urteile durch Wahrnehmung.

11

Die Originalität wahren

Stress entsteht auch durch negative Urteile, die man über sich selber trifft. Wir wollen anders sein, als wir sind. Damit verlieren wir unsere Originalität. Der Mensch wird als Original geboren – und geht als Kopie in den Tod. Wir sind nur allzu gerne bereit, von unserer Ursprünglichkeit abzurücken und uns zu verbiegen, um der Gesellschaft oder dem Partner zu gefallen. Doch sobald der Partner uns so hat, wie er uns immer haben wollte, will er uns nicht mehr. Bei allem Bedürfnis, uns zu verbessern, dürfen wir deshalb unser Sosein nicht verlassen. Wenn wir ein Birnbaum sind, sollten wir uns nicht zu einem Apfelbaum machen, auch wenn dies dem anderen gefallen würde. Aber wir können uns bemühen, bessere und wohlschmeckendere Birnen zu tragen. Und dabei ist jeder Rat willkommen.

Was immer geschieht – heute stehe ich zu meiner Einzigartigkeit.

12

Neue Gewohnheiten erlernen

Herder schrieb einmal: »Was der Frühling nicht sät, kann der Sommer nicht reifen, der Herbst nicht ernten, der Winter nicht genießen.« Unser ganzes Schicksal begann mit einem einzigen Gedanken. Wir kommen vom Gedanken zur Tat, von der Tat zur Gewohnheit, von der Gewohnheit zum Charakter. Und unser Charakter wird uns letztendlich zum Schicksal.

Tipp: Deshalb achten Sie auf Ihre Gedanken. Achten Sie auch darauf, welche Ihrer Gedanken Sie in die Tat überführen. Lassen Sie sich nicht blind zum Handeln verführen. Welche Ihrer Handlungen sind es wert, gute Gewohnheiten zu werden? Nicht alle sind optimal, auch wenn es einfach wäre, ihnen weiterhin blind zu folgen. Durch neue Gewohnheiten verändern Sie Ihren Charakter ins Positive – und damit auch Ihr Schicksal.

Heute überlege ich, wie ich mein Leben durch neue, bessere Gewohnheiten bereichern kann.

13

Das höhere Selbst des Konfliktpartners um Hilfe bitten

Konflikte zwischen Partnern und Kollegen lassen sich oft gar nicht vermeiden. Leider ist auch nach der Auseinandersetzung in der Regel die Gedankentätigkeit stundenlang durch negative Assoziationsbahnen blockiert. Ärger, Wut und Überlegungen darüber, was am anderen alles nicht in Ordnung ist, belasten den Kopf. Statt das dem anderen zu sagen oder zu schreiben oder die negativen Gedanken stumm zu ertragen, sollten Sie das höhere Selbst des anderen bitten, sich der Sache anzunehmen. Bieten Sie ihm alle negativen Gedanken an, bitten Sie es um Heilung bei dem Konflikt, der Sie momentan belastet. Das höhere Selbst ist jener Weisheitsaspekt im anderen, der über ein umfassendes Bewusstsein und eine Liebe verfügt, in die auch Sie eingeschlossen sind.

Heute bitte ich, insbesondere wenn es gerade schwierig ist, das höhere Selbst meines Gegenübers um Hilfe, damit meine Beziehung zu ihm optimal und stressfrei läuft.

14

Sich Positives einreden

Wir kennen den Begriff »sich etwas einreden« leider meist nur im negativen Sinne. Doch wir können uns auch Gutes über uns selber einreden:

Übung: Zunächst müssen Sie überlegen, was Sie sich suggerieren wollen. Es sollte etwas Positives sein, das noch nicht genügend Glaubwürdigkeit besitzt, wie: »Ich bin erfolgreich«, »Ich meistere die anstehende Situation«, »Ich bin selbstbewusst« usw. Sagen Sie den jeweiligen Satz immer wieder laut vor sich hin. Dabei drücken Sie sanft die Stirnhöcker (vgl. Tipp vom 28. Juli) und lassen zugleich die Augen in Form einer liegenden Acht kreisen. Entscheiden Sie auch hier selbst ausgehend von Ihrem persönlichen Empfinden, wie fest Sie diese Punkte halten wollen. Das Halten der Stirnhöcker entspannt und die liegende Acht stellt sicher, dass die Information in alle Gehirnregionen gelangt. Während Sie den Satz laut aussprechen, werden Sie zunächst Zweifel und Kraftlosigkeit in Ihrer Stimme hören, doch irgendwann werden Sie erleben, dass etwas anderes durch Sie spricht. Ihre Stimme wird kraftvoll, bejahend, durchsetzungsstark – das neue Selbstbild ist angelegt. Am besten wiederholen Sie diese Übung 21 Tage lang.

Heute tue ich mir selbst etwas Gutes,
indem ich mir so lange etwas Positives einrede,
bis ich es selbst glauben kann.

15

Befähigen

Wir können nicht den anderen wie einen Idioten behandeln und zugleich erwarten, dass er sich so intelligent benimmt wie ein Universitätsprofessor. Wenn wir eine gute Leistung von ihm wünschen, müssen wir ihn schon dazu befähigen. Sokrates war dafür ein leuchtendes Beispiel: Immer wieder holte er einen – aus der Sicht der anderen dummen – Sklaven auf die Tribüne des Marktplatzes und stellte ihm philosophische Fragen. Zum Erstaunen der Zuschauer gelang es Sokrates, die intelligentesten Antworten aus dem Ungebildeten herauszuholen.

Befähigen heißt, dem anderen gedanklich mehr zutrauen als bisher, in ihm Größeres sehen. Sie können Ihre Mitarbeiter befähigen, Ihre Kollegen, Ihren Kunden, Ihren Partner. Sie können sogar einen anderen dazu befähigen, Sie zu befähigen. Das heißt, Sie trauen ihm zu, dass er Ihnen mehr zutraut – und dadurch werden Sie selbst besser.

Heute suche ich mir einen Menschen aus, den ich ganz gezielt zu etwas Großartigem befähigen möchte.

16

Wer bin ich wirklich?

Wir geben den Umständen viel zu viel Macht über unser Leben. Dabei sind Umstände, wie der Name bereits sagt, nur etwas, das »um uns herumsteht«. Viel wichtiger als die Umstände, die Sie ja jederzeit ändern können, ist Ihre Identität, »als wer« Sie agieren oder sich mit den Umständen auseinandersetzen: als Opfer, Sozialfall, »armes Würstchen«? Im Spiel des Lebens geht es einzig und allein darum, »als wer« Sie agieren. Dort, wo sich negative Denk- und Assoziationsgewohnheiten eingenistet haben, ist die Herausforderung zur Transformation störender Muster am größten. Immer wieder zwingt Sie das Leben, in Ihr »wahres Selbst« zurückzukehren. Es fordert nicht mehr und nicht weniger von Ihnen, als SIE SELBST zu sein. Sie können alle negativen Gedanken und Umstände sofort verwandeln, wenn Sie sich bewusst machen, ALS WER Sie gerade agieren und wer Sie WIRKLICH sind.

Heute mache ich mir bewusst, wer ich wirklich bin.

17

Selbsterinnerung

Jeder von uns hat in seinem Leben bereits Augenblicke erlebt, in denen er sich seiner wahren Größe bewusst war, Augenblicke voller Liebe, Kraft und Stärke. Alleine die »Erinnerung« an solche Augenblicke kann uns wieder aus dem Sumpf des Alltags ziehen. Denn in all diesen wunderbaren Augenblicken waren wir stets wir selbst. Indem wir uns an die Momente erinnern, in denen wir wahre Liebe und Größe erfahren haben, erinnern wir uns an unser eigenes Potenzial.

Übung: Denken Sie an einen Augenblick, an dem Sie sich tief geliebt und anerkannt fühlten. Spüren Sie nach, ALS WER Sie in diesen Augenblicken agiert haben: als Meister des Lebens, schöpferischer Genius, Sieger? Nehmen Sie mit dieser inneren Person Kontakt auf, seien Sie diese Person, agieren Sie »als Sieger«. »Bereits die Erinnerung an die erfahrene Liebe und Größe bewirkt Transformation!«

Heute erinnere ich mich an einen Augenblick wahrer Größe.

18

Ein positives Bild verankern

Denken Sie an eine Lebenssituation, in der Sie sich geliebt und voller Kraft gefühlt haben. Machen Sie sich ein inneres Bild von dieser Erfahrung und stellen Sie es sich so intensiv wie möglich vor. Sobald Sie fühlen, wie toll es damals war, in dieser Situation zu sein, ballen Sie die Fäuste, strecken sie zur Decke und rufen: »Ja!« Wiederholen Sie das einige Male. Wann immer Sie positive Energie brauchen, verfahren Sie entsprechend, dann wird sich das positive Bild und die positive Emotion alsbald einstellen.

Heute erinnere ich mich an eine Sternstunde meines Lebens und verankere sie mit einem kräftigen »Ja!« in meinem Unterbewusstsein.

19

Negative Gedanken löschen

Negative Gedanken tauchen oft ungewollt immer wieder auf und belasten unser Bewusstsein. Dies können Sie ändern:

1. Sprechen Sie den Satz in normaler Lautstärke aus, direkt danach ballen Sie die Fäuste, strecken die Arme zur Decke und rufen dabei: »Ja!« (vgl. Tipp vom 18. September), fünfmal wiederholen.
2. Sprechen Sie den Satz jetzt etwas schneller, aber mit tieferer Stimme, dann wieder Fäuste ballen und »Ja!« rufen, fünfmal wiederholen.
3. Sprechen Sie den Satz langsamer als normal, aber mit höherer Stimme, bestätigen Sie wieder mit »Ja«, fünfmal wiederholen.
4. Sprechen Sie den Satz so langsam und mit so tiefer Stimme wie möglich, bestätigen Sie wieder mit »Ja«, fünfmal wiederholen.
5. Sprechen Sie den Satz mit »Micky-Maus-Stimme«, bestätigen Sie wieder mit »Ja«, fünfmal wiederholen.

Wenn Sie den negativen Satz dann noch einmal sagen, werden Sie feststellen, dass Sie ihn nicht mehr richtig ernst nehmen – damit hat der negative Gedanke seine Macht über Sie verloren.

Heute lösche ich einen negativen Gedanken über mich selbst, indem ich ihn in der Aussprache so lange moduliere und verändere, bis er mir lächerlich vorkommt.

20

Ein Trauma aus der Erinnerung löschen

Die Vergangenheit ist vergangen, basta. Immer wieder kommen Klienten zu mir und sagen: »Herr Tepperwein, ich hatte so eine schwere Kindheit!« Und meine Antwort ist immer die gleiche: »Dann seien Sie doch froh, dass sie vorbei ist!« Mit der folgenden Technik können Sie nicht nur erlebte Traumata, sondern auch negative Zukunftsszenarien, die Sie ängstigen (»der Besuch beim Chef«), ja sogar Süchte löschen:

1. Machen Sie sich bewusst, was Sie löschen wollen.
2. Erstellen Sie davon gedanklich einen präzisen Film.
3. Versehen Sie diesen Film mit einer Filmmusik, die den negativen Erinnerungen, Gefühlen etc. völlig entgegengesetzt ist, z.B. Zirkusmusik oder Tanzmusik. Betrachten Sie den Film noch einmal, während dazu die gewählte Musik läuft.
4. Wenn Sie sich nun den Film gedanklich ohne Musik ansehen, werden Sie erleben, dass sich die emotionalen Belastungen, die mit dem Szenario zusammenhängen, aufgelöst haben.

Heute betrachte ich belastende Dinge
aus der Vergangenheit oder aktuelle Befürchtungen
mit ein wenig Abstand, und wenn ich mag,
bringe ich sie in einen neuen Zusammenhang.

21

Stressgeladene Situationen aus dem Gedächtnis entfernen

Immer wieder gibt es aktuelle oder alte Situationen, die uns bedrücken. Manchmal schämt man sich sogar für sich selber. Hier eine weitere **Übung**, um stressgeladene Bilder, Erinnerungen oder Szenarien zu löschen:

1. Denken Sie an eine Situation, die Sie belastet (hat). Stellen Sie sich diese bildhaft vor.
2. Zerschnipseln Sie dieses Bild mit einer geistigen Schere, bis nur noch kleine Papierfetzen übrig sind. Fügen Sie die Schnipsel zusammen. Lassen Sie die Schnipsel schwarz-weiß werden. Sehen Sie, wie sie zu einem farblosen Brei zusammenlaufen.
3. Und dann imaginieren Sie, wie aus diesem Brei in voller Schönheit ein neues, positives Bild entsteht, das die Situation so zeigt, wie sie optimal hätte ablaufen sollen.

Ihr Unterbewusstsein, das nicht zwischen Imagination und Realität unterscheiden kann, wird durch dieses Bild gestärkt und versteht den Auftrag, in Zukunft solche positiven Situationen hervorzubringen.

Heute ersetze ich gedanklich ein negatives Bild der Vergangenheit durch ein positives, indem ich das alte geistig zerschnipsele und das neue in mir erblühen lasse.

22

Selbstmotivation durch innere Bilder (I)

Unser Unterbewusstsein spricht in Bildern zu uns. Wann immer wir uns gelähmt oder behindert fühlen, eine notwendige (d.h. »die Not wendende«) Handlung tatsächlich durchzuführen, haben wir die falschen inneren Bilder. Um uns in eine positive Richtung zu bewegen, benötigen wir positive Bilder (»Hin-zu-Motivation«). Und um uns von einer negativen Haltung oder Richtung wegzubewegen, brauchen wir abschreckende Bilder (»Weg-von-Motivation«).

Heute entwerfe ich Paradiesszenarien für Ziele,
die ich erreichen will, und Horrorszenarien für Abwege,
von denen ich wegkommen will.

23

Selbstmotivation durch innere Bilder (II)

Die nachfolgende **Übung** hilft Ihnen noch detaillierter, die für Sie motivierenden inneren Bilder zu finden:

1. Schreiben Sie auf eine Liste in eine Spalte die Pläne und Vorhaben, die zu Ihrem Ziel führen: »Ich arbeite täglich an meinen Aufträgen, dadurch habe ich den Rücken frei und kann das Leben wieder mehr genießen«, »Ich führe eine glückliche Beziehung«.
2. In der zweiten Spalte notieren Sie das jeweils größte Hindernis für Ihre Ziele: »Ich komme morgens nicht auf Touren, fühle mich erfolglos« etc.
3. In der dritten Spalte beschreiben Sie die Folgen, wenn Sie ein Ziel nicht erreichen: »Ich lebe als Penner auf der Leopoldstraße«, »Ich bin im Alter einsam und verlassen«.
4. In der vierten Spalte malen Sie mit Worten die positiven Seiten Ihres Zieles aus.
5. Für jedes Ihrer Ziele lassen Sie nun einen geistigen Film ablaufen. Die Handlung des Filmes beginnt mit den Bildern der dritten Spalte und entwickelt sich zu den Bildern der vierten Spalte. Betrachten Sie den jeweiligen Film so lange, bis Sie die Motivation zur Veränderung in sich spüren.

Heute verdeutliche ich mir in negativen und positiven Bildern, was geschieht, wenn ich meine Ziele vernachlässige, und wie schön es ist, wenn ich sie erreiche.

24

Eine Krafthaltung einnehmen

Wenn Sie sitzen, sollten Sie immer wieder überprüfen, ob Sie in Ihrer Kraft sind, und die Sitzhaltung eventuell anpassen:

- Berühren meine Füße den Boden mit der gesamten Fußsohle?
- Stehen meine Füße schulterbreit auseinander und zeigen die Zehen nach vorne?
- Ist meine Brust offen, d.h., sind die Schultern zurückgenommen?
- Sind meine Schultern entspannt? »Ruhe« ich in meiner Wirbelsäule?
- Ist meine Wirbelsäule aufrecht?
- Wie sieht es mit den einzelnen Wirbeln aus?
- Ist meine Kraft im Hara-Raum (Unterbauch) präsent?
- Ist das Kinn leicht angezogen?
- Ruhe ich in mir selbst?
- Bin ich entspannt?

Wenn Sie möchten, können Sie die Fäuste leicht ballen und so Ihre Kraft spüren. Bereits wenige Minuten in der Krafthaltung erzeugen neue Energie.

Heute begebe ich mich immer wieder
in die Krafthaltung: Ich sitze bequem, aber bewusst,
beide Beine stehen fest auf dem Boden
und ich ruhe in meiner Mitte.

25

Für meine Gefühle bin ich selbst verantwortlich

Nichts und niemand auf der Welt hat die Macht, Sie zu ärgern, zu stressen, zur Weißglut zu bringen oder depressiv zu machen. All dies tun Sie selber – oder auch nicht. So sagt man ja auch richtigerweise »ICH ärgere mich über …«. Wenn Sie anderen Menschen oder den Umständen die Schuld dafür geben, dass Sie sich gerade schlecht oder sauer, depressiv oder ärgerlich fühlen, dann schenken Sie ihnen damit auch die Macht dafür, denn Schuldzuweisungen und Machtweggabe hängen unmittelbar zusammen. Nicht der andere Mensch oder der Umstand lösen also das Gefühl aus, sondern Sie sind es, der einen Menschen oder Umstand ZUM ANLASS nimmt, um in Ihnen Gefühle zu erzeugen.

Heute übernehme ich die Verantwortung
für meine Gefühle.

26

Qualität atmen

Allein durch Ihr Bewusstsein sind Sie in der Lage, Ihrem Atem eine besondere Qualität zu verleihen. Sie können Liebe atmen, Entspannung, Kommunikation, Gelegenheiten oder Erfolg. Während Sie atmen, denken Sie an die Qualität, die Sie wünschen, beispielsweise an die Kommunikation, die im ganzen Universum vorhanden ist. Alles steht mit allem in Verbindung. Atmen Sie diese Qualität einige Minuten ein und aus, beispielsweise bevor Sie ein wichtiges Gespräch führen. Auf diesem Weg können Sie sich jeweils in die optimale Verfassung für Ihre aktuelle Aufgabe bringen.

Heute atme ich eine gewünschte Qualität ein und aus und spüre, wie ich mich damit anfülle: Erfolg, Kommunikation oder auch Liebe.

27

Das Geheimnis der liebenden Güte

Liebende Güte wandelt alles ins Positive. Durch liebende Güte können Sie Ihre Mitarbeiter motivieren, Ihre Kinder erziehen, Ihre Partnerschaft optimieren. Jede laute, schrille, hektische oder dominante Form des Umgangs ist eigentlich ein Zeichen von Schwäche. So sagt man: »Wer brüllt, hat Unrecht« oder auch: »Hunde, die bellen, beißen nicht!«. Liebende Güte heißt nicht »lieb tun«. Liebende Güte ist eine Kraft, die aus dem Herzen kommt. Sie kann alles verwandeln. Liebende Güte ist wie das Wasser: Sie ist »widerstandslos« und höhlt doch den stärksten Stein aus. Sie sammelt sich stets am tiefsten Punkt, doch auch der Mächtigste beugt sich zu ihr herab, um von ihr zu trinken. Wie aber kommen Sie in Kontakt mit liebender Güte?

Sie können liebende Güte atmen, sich ein Vorbild für liebende Güte suchen, über liebende Güte kontemplieren, um sie beten oder schlicht und einfach jeden Abend überprüfen, in welchem Ausmaß Sie den Tag über liebende Güte entfalten konnten. Durch fortwährendes Üben werden Sie täglich immer besser.

Heute entfalte ich liebende Güte.

28

Die eigenen Bedürfnisse wahrnehmen

Jeder von uns glaubt, ganz bestimmte Bedürfnisse zu haben. Viele davon sind aber gar nicht unsere echten, sondern lediglich gesellschaftlich konditionierte Zwangsvorstellungen. Ein Ferrari mag beispielsweise das eigene Geltungsbedürfnis unterstützen, aber er kann nicht dauerhaft zufriedenstellen. Er mag eine hervorragende Kurvenlage haben, hervorragende Bremswerte, doch glücklich machen müssen Sie sich schon selber, das kann Ihr Ferrari nicht für Sie tun. Nicht, dass am Ferrari etwas schlecht wäre, aber oft wissen wir gar nicht, was wir wirklich wollen. Wir kennen nur die Wünsche, die uns andere eingeredet haben. Wie unterscheiden wir wahre Bedürfnisse von Konditionierungen?

Wenn ein wahres Bedürfnis erfüllt wurde, fühlen Sie Frieden, Sie sind körperlich, seelisch, geistig dauerhaft genährt und gesättigt. Von außen aufgezwungene Wünsche dagegen machen Sie nur noch hungriger.

Heute will ich in die Stille gehen
und meine wahren Bedürfnisse kennenlernen.

29

Die Ebene, die Sie ansprechen, antwortet

Sprechen Sie im anderen den ungezogenen Flegel an, wird er antworten. Sehen Sie jedoch in ihm den Kavalier, wird sich dieser zeigen. Ein Beispiel für diese Gesetzmäßigkeit bietet die folgende Begebenheit: Einer Dame, die gerade aus der Kirche kam, wurde von einem Taschendieb die Handtasche weggerissen. Noch erfüllt von der Predigt rief sie dem Dieb hinterher: »Gott segne dich, mein Junge!« Der Ruf erreichte den Kavalier im Taschendieb und er brachte ihr die Handtasche zurück.

Wir Menschen sind multidimensionale Wesen. Und wir antworten stets auf die Energie, mit der wir angesprochen werden. Je mehr wir uns darin üben, umso geschickter gelingt es uns im Laufe der Jahre, das Positive, das Erwünschte im anderen anzusprechen und aus dieser Ebene positive Antworten zu bekommen.

Heute achte ich darauf, dass ich den anderen
auf der Ebene anspreche, auf der ich mir
eine positive Resonanz erwünsche:
Fairness, Klarheit usw.

30

Fidelio gegen Kopfschmerzen

Wissenschaftler fanden heraus, dass sich die Stresshormone Adrenalin und Kortisol durch entsprechende Musik um 20 % senken lassen, Frauen können die Geburtsschmerzen mit sanfter Musik besser ertragen, Patienten, die vor ihrer Operation Musik hören, benötigen oft nur die Hälfte der üblichen Beruhigungsmittel.

Tipp: Wann immer sich Stress bei Ihnen einstellen will, legen Sie einige Minuten klassische Musik auf. Gegen Kopfschmerzen hilft übrigens Beethovens »Fidelio«.

Heute höre ich klassische Musik gegen Stress.

Oktober

Von »Ablehnung nicht persönlich nehmen« bis »Schläfenmassage«

1

Ablehnung nicht persönlich nehmen

Ein völlig ungebildeter Staubsaugervertreter wurde einmal gefragt, wie seine großen Umsatzerfolge zustande kämen. Er sagte, dass er einfach an jeder Tür läuten und fragen würde, ob die Bewohner einen Staubsauger bräuchten. 49 von 50 der Betreffenden antworteten mit Nein, aber jeder 50. mit Ja. Die 49 Neins steckte unser Mann locker weg. Viele Menschen nehmen dagegen ein Nein persönlich. Dies führt dazu, dass sie immer weniger fragen – und deshalb auch immer weniger Bestätigung bekommen.

Übung: Machen Sie sich heute bewusst, wonach Sie beruflich oder privat eigentlich schon immer fragen wollten – und tun Sie es. Kommt als Antwort ein Ja, ist es gut, kommt ein Nein, nehmen Sie es nicht persönlich. Und vor allem: Fragen Sie weiter!

Heute äußere ich einen Wunsch oder eine Bitte,
deren Erfüllung mir Freude machen würde.
Ich lasse dem anderen die freie Wahl, wie er reagieren
will – ohne seine Antwort persönlich zu nehmen.

2

Die Kraft der Dankbarkeit

Dankbarkeit ist die Grundlage für ein erfülltes Leben. Wer dankbar ist, fühlt sich von der Fülle des Lebens beschenkt – und dies zieht weitere Fülle an. Dankbarkeit ist aber mehr als ein Gefühl. Sie ist eine Lebenshaltung, eine Kunst des Seins. Eine der einfachsten Techniken, um in eine Grundstimmung von Dankbarkeit zu kommen, bietet eine Technik, die unter dem Namen NAIKAN weltbekannt geworden ist. NAIKAN besteht aus drei Fragen, die Sie bezüglich einer Person (Eltern, Partner etc.) oder eines Umstandes (Beruf, Wohnung) stellen:

- »Was hat mir der andere gegeben?«
- »Was habe ich dem anderen gegeben?«
- »Womit habe ich dem anderen Schwierigkeiten bereitet?«

Die vierte Frage (»Wodurch hat mir der andere Schwierigkeiten bereitet«) wird NICHT gestellt. Wenn Sie mit NAIKAN arbeiten, werden Sie feststellen, dass Sie ein tiefes Gefühl der Dankbarkeit darüber erfüllt, dass Sie vom Leben so beschenkt wurden und Sie, trotz der Schwierigkeiten, die Sie anderen durch Ihr Sosein bereiten, geliebt werden.

Buchtipp: Gregg Krech, »Die Kraft der Dankbarkeit – Naikan«, Theseus Verlag, Berlin.

Heute entwickle ich Dankbarkeit, indem ich mir bewusst mache, wie viel Gutes ich in diesem Leben bereits bekommen habe.

3

Bestellung beim Universum

Jeder bildhafte Gedanke hat das Bestreben, sich zu verwirklichen. Deshalb ist es so wichtig, was Sie an Filmen, Büchern, Internetseiten etc. konsumieren. Wenn Sie sich 21 Tage lang das Bild eines erwünschten Endzustandes machen, dies kann Ihr Traumhaus sein, ein neues Auto, der ideale Job, der passende Partner, was auch immer, dann muss sich dieses – einem geistigen Gesetz zufolge – manifestieren.

Voraussetzung: Sie können sich voller Dankbarkeit die Erfüllung Ihres Wunsches bereits vorstellen. Die Dankbarkeit und Freude über das, was kommt – so als wäre es bereits da –, ist also der Schlüssel für den Erfolg. Schon in der Bibel steht: »Bittet und glaubet, dass Ihr empfangen habt, und es wird euch zuteil werden!«

Heute stelle ich mir die Erfüllung eines Wunsches vor und halte dieses Bild, den erwünschten Endzustand, in meinem Bewusstsein, bis Freude, Dankbarkeit und Gewissheit mich erfüllen.

4

Das Zärtlichkeitskonto wieder auffüllen

Nach einem anstrengenden Arbeitstag möchten unsere Körper regenerieren. Nichts aber nährt unsere Körper besser als körperliche Nähe, streicheln, schmusen. Doch nicht nur am Ende des Tages, auch zwischendurch können Sie sich aufladen. Ihr Körper und der Körper Ihres Partners sind wie zwei riesige Generatoren, die allein durch wechselseitige Umarmung, Zärtlichkeit und Kuscheln wieder auftanken. Körper brauchen Berührung, schon kleine »Zwischendurch-Umarmungen« können Sie wieder aufbauen. Übrigens können Sie auch bei platonischen Freundschaften Ihr Zärtlichkeitskonto auffüllen: Indem Sie liebevoll miteinander sprechen und liebevoll miteinander umgehen, ohne dass Sie sich dafür berühren müssen. Liebevolle Gespräche nähren die Seele ebenfalls.

Heute fülle ich mein Zärtlichkeitskonto wieder auf.

5

Die Augen entspannen

Für eine wirkungsvolle Entspannung der Augen brauchen Sie nur ein Bild, ein Foto oder eine Postkarte. Idealerweise sollte es sich um ein aufbauendes Bild handeln, das Mut macht, Erfolg ausdrückt.

Übung: Decken Sie das rechte Auge mit der Hand ab und strecken das Bild mit der anderen Hand in Armeslänge leicht nach unten von sich weg. Führen Sie dann das Bild im Zeitlupentempo bis zur Nasenspitze an das Auge heran (mindestens eine Minute). Konzentrieren Sie sich dabei auf einen ganz bestimmten Punkt auf dem Bild. Dann üben Sie mit dem anderen Auge. Zuletzt schließen Sie die Augen und stellen sich das Bild mit geschlossenen Augen vor. Ihre Augenzäpfchen, die – gerade bei Arbeiten am PC – auf eine ganz bestimmte Brennweite fixiert sind, werden wieder beweglicher, das Auge entspannt sich. Außerdem bewirkt das Visualisieren des Bildes eine positive Motivation in Ihrem Unterbewusstsein: Sie prägen sich so ein positives Bild ein.

Heute entstresse ich meine Augen
mit einem positiven Bild.

6

Sich für Missachtungen entschuldigen

Mit jedem Gedanken, jedem Wort setzen wir Ursachen. Wenn wir beispielsweise über unseren Partner, besten Freund, Kollegen gegenüber Dritten negativ sprechen, belasten wir die Beziehung zu dieser Person, selbst wenn sie nicht anwesend ist. Unabhängig von dem Dritten, den wir negativ programmieren, verstellen wir durch negatives Geschwätz auch den »inneren Kanal«, der uns mit dem Partner oder Freund verbindet. Allein ein negativer Gedanke gegenüber dem anderen ist bereits eine Ursache und erzeugt Beziehungsstress. Sie sollten sich deshalb spätestens am Tagesende selbst überprüfen, ob Sie über jemanden, den Sie mögen, negativ gedacht oder gesprochen haben und sich gedanklich bei ihm dafür entschuldigen. Sagen Sie in Gedanken oder laut: »Ich war einen Moment nicht im Bewusstsein der Liebe und bitte dich dafür um Verzeihung!« Meinen Sie, was Sie sagen, und fühlen Sie, wie sich dadurch die Dinge wieder gerade rücken.

Heute Abend überprüfe ich mich,
ob ich einen negativen Gedanken über jemanden
hatte, und entschuldige mich dafür gegebenenfalls
gedanklich bei ihm.

7

Als Erfolg handeln

Im Spiel des Lebens geht es immer ausschließlich darum, WER Sie sind. Mit jedem Gedanken, mit jeder Tat, mit jeder Situation entscheiden Sie stets aufs Neue, ALS WER Sie handeln.

Übung: Wenn Sie in einer schwierigen Situation sind, fragen Sie sich doch einmal: »Was würde ein Meister an meiner Stelle tun?« Und dann gehen Sie einen Schritt weiter: Handeln Sie ALS Meister! Erinnern Sie sich an den Meister, der Sie wirklich sind. Handeln und denken Sie ALS Erfolg. Was würde der personifizierte Erfolg in Ihrem Leben tun?

Wenn Sie vor einer Entscheidung stehen, fragen Sie sich: »Was für ein Mensch bin ich, wenn ich mich für A entscheide (z.B. ein Angsthase), und was für ein Mensch bin ich, wenn ich mich für B entscheide (z.B. ein Sieger)?« Ihre Identität, nicht so sehr die Gegebenheiten, entscheiden über den weiteren Verlauf.

Heute mache ich mir in jeder Situation bewusst,
ALS WER ich handle.
Ich vermeide es, ALS OPFER zu handeln,
stattdessen handle ich ALS SIEGER!

8

Energien umlenken

Erlauben Sie Ihrer Aufmerksamkeit nie länger als eine Minute, bei etwas Negativem, Unerwünschtem, zu bleiben. Denn die Energie folgt der Aufmerksamkeit. Wenn Sie nun zulassen, dass die Aufmerksamkeit bei etwas Negativem bleibt, dann manifestieren Sie dadurch zwangsläufig Unerwünschtes. Es ist wie mit dem rosa Elefanten: Denken Sie doch einmal fünf Minuten an alles Mögliche, nur nicht an rosa Elefanten! Sie werden feststellen, dass Sie in der ganzen Zeit immer wieder an rosa Elefanten gedacht haben. Der Grund liegt darin, dass das Unterbewusstsein kein »Nein« versteht.

Übung: Wann immer ein negativer Gedanke Sie anfliegt, lassen Sie ihn für einen Augenblick zu, dehnen Sie sich in ihm aus. Dieses Erlauben ist wichtig, da sonst die negative Energie durch Ihren Widerstand gegen das Negative aufrechterhalten bleibt. Und dann, nachdem Sie das Unerwünschte total gefühlt habe, lenken Sie es um. Tun Sie dies mit der bereits bewährten Formel: »DIES (das Unerwünschte) hätte ich gerne SO (erwünschter Zustand)!« Dann halten Sie den erwünschten Zustand im Bewusstsein.

Wann immer mich ein negativer Gedanke
oder ein negatives Bild berührt, lenke ich die Energie
auf das Positive um mit dem Gedanken:
»DIES hätte ich gerne SO!«

9

Stress bietet keinen Vorteil

Wir erdulden oftmals Stress, weil wir meinen, dies gehöre zu einem erfolgreichen Berufsleben dazu, es ginge nicht ohne. Tatsache ist, dass es viele erfolgreiche Menschen gibt, die nicht vom Stress aufgearbeitet werden.

Lernen wir hier zu unterscheiden: »Flow« heißt, dass alles »wie von selber läuft« (vgl. Tipp vom 13. März) – da kann es ruhig mal ganz schön turbulent zugehen. Stress bedeutet, dass all die negativen Begleiterscheinungen auftreten: Probleme mit Magen, Herz, Verdauung, Kreislauf etc. Forschungen haben ergeben, dass jemand, der in seiner Mitte ruhend zügig arbeitet, genauso schnell ist wie jemand, der hektisch durch die Gegend jagt.

Wann immer ich im Stress bin,
mache ich mir bewusst: Stress bringt keinen Vorteil!
Dann fahre ich mein Stresslevel wieder herunter
und handle schnell, aber in innerer Ruhe.

10

Sucher suchen, Finder finden

Anlässlich der Musterung wurde ein junger Mann nach seinem Namen gefragt, doch er antwortete nur: »Wo ist er denn?« Irritiert schickte man ihn zum Stabsarzt, um ihn untersuchen zu lassen, doch auch dort antwortete er auf die Frage, wie er hieße, nur mit: »Wo ist er denn?« Was immer man ihn fragte, stets entgegnete er: »Wo ist er denn?« Daraufhin entschied man, dass man ihn bei der Bundeswehr nicht brauchen könne, und schrieb ihm einen Entlassungsschein aus. Darauf sagte er: »Da ist er ja!«

Tipp: Wann immer Sie etwas suchen, sollten Sie zum Finderbewusstsein übergehen. Sucher suchen ewig und finden nie. Finder finden ständig. Schalten Sie Ihr »Da-ist-er-ja-Bewusstsein« ein.

Heute öffne ich mein Bewusstsein, um das zu finden, was ich suche.

11

Jede Anstrengung bewirkt das Gegenteil

Wenn Sie nachts im Bett liegen und sich krampfhaft anstrengen einzuschlafen, wird Ihnen das nicht gelingen. Irgendwann morgens um 5 sagen Sie sich: »Ich habe bis jetzt nicht einschlafen können, obwohl ich mich so bemüht habe, jetzt ist es auch egal« – und prompt schlummern Sie ein. Wann immer Sie sich anstrengen, machen Sie etwas falsch. In der Anstrengung verkrampfen sich die Synapsen, die Verbindungen zwischen zwei Nervenenden. Dadurch kann der Informationsfluss im Denken nicht mehr richtig funktionieren. Wenn Sie sich unter Druck setzen, Millionär zu werden, werden Sie versagen. Wenn Sie sich bemühen, potent zu sein, wird Ihnen das nicht gelingen. Um erfolgreich, potent, liebenswert usw. zu sein, müssen Sie in erster Linie SEIN. Jede Anstrengung ist fehl am Platz.

Heute lasse ich alle Anstrengungen los.
Statt mich zu bemühen, etwas zu sein,
BIN ich einfach – ich selbst!

12

Sich abgrenzen lernen

Viele Menschen halten sich für fortgeschritten, wenn Sie sich gegen gar nichts abgrenzen. Sie machen ihr Leben zum Haus der offenen Tür und wundern sich, dass Sie es zu gar nichts bringen. »Abgrenzen« und »sich öffnen« sind aber zwei Zwillingseigenschaften, die stets miteinander ausbalanciert werden müssen. Zu große Offenheit bringt einen auf Schleuderkurs, man bekommt sein Tagesprogramm nicht geregelt. Zu große Abgrenzung macht einsam, isoliert, man verpasst die Unterstützung der Umwelt. Darum ist es wichtig, bewusst Grenzen zu setzen und sie mit der gleichen Bewusstheit auch wieder zu öffnen.

Heute setze ich bewusst Grenzen,
damit ich meine Tagesprioritäten einhalten kann,
ohne dadurch meine Grundoffenheit zu verlieren.

13

Drei Regeln für den Notfall

Manchmal nimmt der Stress so überhand, dass man den Überblick verliert. Alles schreit gleichzeitig nach Aufmerksamkeit, was tun?

1. Tief Luft holen. Dadurch gewinnen Sie Abstand.
2. Fragen Sie sich: »Was kann schlimmstenfalls passieren?« Auch wenn alles schiefgeht, würde es Sie sicher nicht das Leben kosten! Dadurch relativiert sich der Stress.
3. Den Stressort verlassen, sich zurückziehen (notfalls auf das »stille Örtchen«), sich kurz die Ohren zuhalten und sich fragen: »Was ist jetzt das Wichtigste?« Gedanklich eine Reihenfolge in die Aufgaben bringen. Dann zurückgehen und das Wichtigste erledigen.

Wenn mich heute der Stress überrennt,
atme ich erst einmal tief durch – und lasse los.

14

Aufräumen gegen Stress

Im Stress sind die Gedanken chaotisch, man fühlt sich handlungsunfähig. Deshalb ist es notwendig, sich erst einmal selbst zu sortieren. Am besten tun Sie dies, indem Sie Ihre Umgebung aufräumen. Wenn es sich um Stress durch Zeitdruck handelt, werden Sie dies nicht können. Aber wenn Sie im emotionalen oder mentalen Dauerstress sind, wird Ihnen das Aufräumen einen großen Dienst erweisen. Ob es eine wichtige Besprechung am Abend ist, die Ihnen Stress bereitet, oder ein unangenehmes Gespräch, das gerade stattgefunden hat – ordnen Sie sich, indem Sie aufräumen. Stellen Sie die Steuerunterlagen zusammen, sortieren Sie Ihr Medizinschränkchen, entmisten Sie Ihre Rumpelkammer – und Ihre Gedanken werden wieder frei und klar.

Wann immer ich emotionalen oder mentalen Druck habe, löse ich ihn, indem ich in meinem Büro oder in meiner Wohnung aufräume.

15

Dinge durch Putzen bereinigen

Nicht nur das Aufräumen, auch das Putzen kann Ihnen gewaltig helfen, und zwar dann, wenn in Ihnen Dinge unklar sind, wenn es etwas mit jemand anderem zu bereinigen gibt oder Sie sich nicht so ganz mit sich selbst im Reinen fühlen. »Wie außen, so innen« – lautet der hermetische Grundsatz.

Tipp: Nehmen Sie Ihren Staublappen, vielleicht auch die Möbelpolitur zur Hand und putzen Sie. Wenn Sie nach ein, zwei Stunden Ihr Büro oder Ihre Wohnung blank gewienert haben, werden Sie feststellen, dass mittlerweile auch Ihr Bewusstsein so klar ist wie ein frisch geputzter Spiegel.

Heute bereinige ich mein Bewusstsein,
indem ich meine Wohnung oder mein Büro putze.

16

Langsam lesen gegen Stress

Beim Langsamlesen kommt es darauf an, dass Sie jede Silbe (nicht nur jedes Wort) einzeln und für sich lesen wie ein Erstklässler – mindestes fünf Sekunden pro Silbe, also so langsam, dass die Wörter keinen Sinnzusammenhang mehr ergeben. Wenn Sie unter Druck sind, rotieren bei Ihnen die »mentalen Schallplatten«. Durch das Langsamlesen werden diese »mentalen Schallplatten« zerhackt. Der rotierende Verstand wird seiner Wurzeln beraubt und lässt von Ihnen ab. Sie haben den Kopf wieder frei, um klar zu denken.

Übung: Stellen Sie den Wecker auf fünf Minuten, dann brauchen Sie keine Angst zu haben, durch das Langsamlesen unnötig viel Zeit zu verlieren. Mehr als einen Absatz werden Sie in dieser Zeit kaum schaffen – aber Sie werden sich danach entspannt fühlen. Eigentlich ist es egal, was Sie in dieser Zeit lesen – ein möglichst neutrales Buch ist vielleicht am geeignetsten.

Heute nehme ich mir fünf Minuten Zeit,
in denen ich einen Absatz aus einem Buch
so langsam wie möglich lese, Silbe für Silbe,
und dadurch den Stress »ausbremse«.

17

Den Stress »entnebeln« (Fadenatmung)

Es gibt Menschen, die »dampfen« förmlich vor Stress oder erleben ihn wie einen Nebel, der sie umwölkt. Das Sinnbild des Nebels kann Ihnen helfen, sich vom Stress zu lösen.

Übung: Stellen Sie sich den Stress als einen dicken Nebel vor. Atmen Sie aus. Mit dem Ausatmen stellen Sie sich vor, dass Sie den Stress-Nebel ausatmen, und mit jedem Einatmen, dass Ihr Bewusstsein immer klarer wird. Atmen Sie dabei so langsam, dass sich ein Faden vor Ihrem Mund nicht bewegen würde. Die »Entnebel-Technik« funktioniert auch bei Wut, Groll, Depression, Selbstzweifel usw. – all diese Gefühle können Sie sich ebenfalls als Nebel vorstellen und wegatmen.

Heute atme ich fünf Minuten lang so langsam,
dass sich ein Faden vor meinem Mund
nicht bewegen würde, und stelle mir dabei vor,
wie sich Stress dadurch auflöst.

18

Das Nasenspitzen-Schielen

Manchmal ist das ganze Umfeld so sehr im Stress, dass es schwerfällt, dabei zur Ruhe und vor allem zu sich selber zu kommen. Eine unauffällige **Übung** dafür ist es, die Bewusstheit von der hektischen Umwelt ab- und zur eigenen Nasenspitze hinzulenken. Mit anderen Worten: Schielen Sie mit beiden Pupillen auf die eigene Nasenspitze. Diese Übung zwingt Sie, Ihre Augen zu entspannen und in Ihrer inneren Mitte zu ruhen. Das gelingt nur, wenn Sie dabei unbewusst Ihre Gehirnhälften synchronisieren. Andernfalls schielen Sie nur mit einem Auge auf die Nasenspitze. Das Nasenspitzen-Schielen ist also nicht nur eine Konzentrationsübung, sondern auch eine hervorragende Methode der Gehirnhälften-Synchronisation. Ein weiterer Vorteil: Sie brauchen keine Hilfsmittel – Ihre Nasenspitze haben Sie immer dabei.

Wenn ich heute in Stress gerate,
schiele ich mit beiden Augen auf meine Nasenspitze.

19

Die Lichtraute

Es gibt einen imaginären Punkt, der Sie selbst im größten Stress wieder ins Lot bringt. Dieser Punkt liegt ca. 40 cm über Ihrem Kopf. Sie finden ihn wie folgt: Stellen Sie sich ein Dreieck mit den beiden Schultern als Grundlinie und der Schädelspitze als dritten Punkt vor. Klappen Sie dieses Dreieck zweimal nach oben, sodass Sie eine – lichterfüllte – Raute über Ihrem Kopf imaginieren. An der Spitze dieser Raute liegt der imaginäre Punkt.

Übung: Konzentrieren Sie sich fünf Minuten lang auf den imaginären Punkt über Ihnen und spüren Sie, wie Sie dadurch Stress loslassen können.

Heute stelle ich mir eine Raute aus Licht
über meinem Kopf vor.
Wann immer ich in Stress gerate,
konzentriere ich mich auf die Spitze
der Lichtraute und lasse los.

20

Die Lichtröhre

Die »Lichtröhre« hilft Ihnen, sich mit schützender und nährender Energie aufzuladen.

Übung: Stellen Sie sich vor, über Ihrem Kopf wäre eine goldene Lichtröhre. Nehmen Sie die Hände nach oben und greifen Sie gedanklich nach dieser Lichtröhre. Beim Ausatmen ziehen Sie die Hände nach unten und stellen sich dabei vor, dass Sie mit den Händen potenzielle Energie in Form von Licht in Ihren Körper ziehen. Bereits zehn Wiederholungen bringen viel.

Heute lade ich mich mit Energie auf,
indem ich mir eine Lichtröhre
über meinem Kopf vorstelle,
die ich beim Ausatmen mit den Händen
zu mir herunterziehe.

21

Spannungen abschütteln (I)

Stress und Spannungen setzen sich gerne in unserem Körper fest. Was hilft, ist einfaches Ausschütteln.

Übung: Schütteln Sie Ihre Hände so, als wollten Sie Wasser abtropfen lassen, erst langsam, dann immer heftiger. Dann schütteln Sie Ihre Arme aus. Anschließend schütteln Sie das rechte und das linke Bein und zuletzt den ganzen Körper, die Hüften etc. Lassen Sie dabei auch den Kopf locker hängen, das Gesicht ganz entspannt und ohne Ausdruck. Schütteln Sie den Stress und die Spannungen weg. Wenn Sie Zeit und Gelegenheit haben, legen Sie afrikanische Trommelmusik auf. Wer z.B. nach Feierabend eine ganze Stunde einer Schüttelmeditation widmen möchte, dem sei die Kundalini-Meditation, bestellbar im Buchhandel, empfohlen.

Heute schüttle ich Stress und Spannungen ab.

22

Weitere Tipps gegen Kopfschmerzen

Statt Kopfschmerztablette versuchen Sie doch einmal Folgendes: Trinken Sie eine Tasse schwarzen, ungesüßten Espresso, vermischt mit dem Saft einer halben Zitrone. Das schmeckt scheußlich, aber hilft in vielen Fällen. Ergänzend können Sie die Nasenwurzel rechts und links sanft drücken, das stimuliert den Blasenmeridian. Entscheiden Sie selbst ausgehend von Ihrem persönlichen Empfinden, wie fest Sie diese Punkte halten wollen. Vielleicht haben Sie das Bedürfnis, sie zu massieren oder lediglich leicht zu berühren. Ein weiterer **Tipp** für den, der es verträgt: Machen Sie einen Kopfstand.

Übung: Gehen Sie dafür auf die Knie, am besten mit etwas Abstand zu einer Wand. Ihre Unterarme liegen auf dem Boden. Legen Sie nun den Kopf in die gefalteten Hände und heben Sie langsam nacheinander die Beine ab. Ihr Rücken findet Halt an der Wand, während Ihre Beine sich ganz nach oben strecken. Durch diese Übung wird der Kopf durchblutet, in vielen Fällen verschwindet der Kopfschmerz. Vor Anwendung dieser Übung sollten Sie im Zweifel Ihren Arzt fragen. Wem der Kopfstand zu anstrengend ist, der kann sich mit der »Kerze« behelfen: Auf den Rücken legen, Beine und Rumpf in Richtung Decke heben und mit den Händen in den Hüften abstützen.

Heute probiere ich einmal einen Kopfstand, eine Kerze oder eine Tasse ungesüßten Espresso mit Zitronensaft, um meinen Kopf zu entspannen und die Durchblutung zu fördern.

23

Der Rio-Run

Sie liegen auf dem Rücken, die Arme liegen oberhalb des Kopfes. Heben Sie die Beine. Beginnen Sie mit langsamen Laufbewegungen im Liegen. Werden Sie immer schneller. Wenn Sie möchten, können Sie sich bei der **Übung** vorstellen, über den Strand der Copacabana zu laufen. Lassen Sie die Spannungen in Ihrem ganzen Körper, Kopf etc. komplett los. Bereits drei bis vier Minuten genügen, um den Alltagsstress abzuschütteln und den Kreislauf ein wenig in Schwung zu bringen. Alternativ für den weniger Sportlichen: Kaufen Sie sich eine »Chi-Maschine« und lassen Sie diese für Sie arbeiten.

Heute entstresse ich,
indem ich mir im Liegen vorstelle,
einen Dauerlauf zu machen,
und dazu die Beine bewege
oder mich in einer »Chi-Maschine«
entspanne.

24

Der Beinschüttler

Der Beinschüttler ist »Loslassen total« im Liegen. Er fördert die völlige Entspannung des Körpers und das komplette Wegströmen von Stress.

Übung: Sie liegen auf dem Rücken. Die Arme legen Sie oberhalb des Kopfes ab. Heben Sie die Beine vom Boden und schütteln Sie sie aus, während gleichzeitig der ganze Körper locker durchgerüttelt wird. Am Ende der Übung nehmen Sie die Beine herunter, Sie liegen wieder flach auf dem Rücken und genießen die wohltuende Wirkung. Wer dies zu anstrengend findet, kann seine Beine auch im Stehen ausschütteln.

Heute entstresse ich,
indem ich meine Beine ausschüttle.

25

Durch Milch und Honig gehen

Nicht jeder beherrscht fernöstliche Bewegungsmeditationen wie Tai-Chi oder Qigong. Es gibt aber eine sehr einfache Übung, die auf die Psyche einen vergleichbaren Einfluss hat und die Sie jederzeit ohne große Vorkenntnisse durchführen können: Stellen Sie sich vor, Sie gehen oder tanzen durch Milch und Honig.

Übung: Legen Sie ruhige Musik auf. Ihr Körper bewegt sich, während Sie imaginieren, dass Sie sich inmitten eines Raumes voller Milch und Honig befinden. Ihre Bewegungen sind also langsam, zäh, ziehend, geschmeidig. Genießen Sie dieses Gefühl der »Entschleunigung«, die wohltuende Entspannung, die in dieser **Übung** liegt. Bereits wenige Minuten »durch Milch und Honig gehen« helfen, den Stress des Alltags für einen Moment zu vergessen, Ihren Körper wieder aufzuladen. Ideal auch für die Mittagspause.

Heute entspanne ich mich,
indem ich mich einige Minuten lang
ganz ruhig bewege und mir dabei vorstelle,
dass ich durch Milch und Honig tanze oder schreite.

26

Fitnesstraining als Meditation

Fitnesstraining ist wie erwähnt eines der besten Vorbeugemittel gegen Stress, Ärger, Depressionen etc. Der Organismus kommt in Schwung, die Organe werden zum Entgiften angeregt, Schlackenstoffe werden abtransportiert, man fühlt sich so richtig »im Körper«. Durch Fitnesstraining speichern Sie Kraftreserven. Ein besonderer Anti-Stress-Genuss entsteht, wenn Sie Fitnesstraining als Meditation betreiben.

Übung: Legen Sie ruhig weniger Gewichte auf. Stattdessen konzentrieren Sie sich darauf, beim Training und insbesondere nach jeder Einheit in jede Muskelfaser hineinzuspüren. Denken Sie beim Trainieren an nichts anderes als an das, was Sie gerade tun. Begleiten Sie jede Bewegung mit Ihrem Bewusstsein, ohne dieser Bewegung vorauszueilen oder hinterherzuhinken. Tun Sie bewusst, was Sie tun. Wenn Ihnen ablenkende Gedanken kommen, sagen Sie ihnen: »Jetzt nicht, jetzt konzentriere ich mich auf das, was ich JETZT tue!« Erziehen Sie Ihren Körper dazu, ins Hier und Jetzt zurückzukommen.

Tipp: Sollten Sie nicht Mitglied in einem Fitnessstudio sein, vereinbaren Sie am besten dort ein – kostenloses – Probetraining.

Heute entstresse ich,
indem ich Fitnesstraining als Meditation betreibe –
ich tue, was ich tue, und genieße das.

27

OM singen

Singen kann ganz wunderbar gegen Stress helfen. Dazu müssen Sie kein großer Sänger oder Mitglied im örtlichen Gesangsverein sein. Es reicht ein einfacher Klang, beispielsweise der Laut »OM« (oftmals auch A-U-M gesungen), der bei östlichen Religionen als der Urton der Schöpfung gilt und von dem das christliche »Amen« abgeleitet ist.

Heute entspanne ich mich,
indem ich morgens oder abends vor dem Einschlafen
einige Minuten lang den Urton »OM«
(bzw. »A-U-M«) singe.

28

Dem eigenen Willen auf die Spur kommen

Viele Menschen behaupten, Sie hätten keine Willenskraft. In der Regel stimmt dies nicht. Jeder hat irgendeinen Willen, es fragt sich nur, wozu. Der eine will auf der Couch liegen und nichts tun, der andere bummeln, ins Kino gehen, grübeln – aber immer ist ein Wille da. Wann immer Sie sich ohne Willenskraft fühlen, sollten Sie nicht verzagen, sondern sich fragen, WOZU Sie Willen haben. Sie werden erkennen, dass der Wille durchaus vorhanden ist, es geht dann lediglich darum, ihn auf etwas Erwünschtes umzulenken, also dafür zu sorgen, dass Ihr unbewusster und Ihr bewusster Wille sich versöhnen.

Übung: Führen Sie einen geistigen Dialog zwischen Ihrem unbewussten und Ihrem bewussten Willen. Lassen Sie die beiden miteinander aushandeln, was sie wollen. Beispiel: »OK, wir ruhen uns jetzt zehn Minuten aus und dann geht es mit doppeltem Arbeitstempo weiter!«

Heute komme ich meinem Willen auf die Spur –
ich forsche nach, wofür ich Willenskraft habe,
und lenke diese Kraft auf positive Ziele.

29

Die eigenen Grenzen erkennen

Die Grenzen zur Verwirklichung unserer Träume und Wünsche liegen nicht im Außen, sondern in uns selber. Es sind innere Grenzen, die es zu erkennen gilt. Nicht umsonst sagt man: »Feind erkannt, Feind gebannt.« Für die nachfolgende Übung benötigen Sie eine richtig große Vision, zum Beispiel: »Ich steigere meinen Umsatz in diesem Jahr um 10 %« oder »Ich führe eine traumhafte Beziehung mit …«.

Übung: Schreiben Sie auf, wodurch Sie sich bei der Erreichung dieses Ziels begrenzen. Notieren Sie Zweifel, Unsicherheit, Verhaltensmuster – seien Sie dabei ganz präzise. Danach lesen Sie die Liste der Begrenzungen noch einmal und lassen sie dann ganz bewusst los. Besonders kraftvoll wird diese Übung, wenn Sie sie mit einem Partner machen.

Heute frage ich mich, wodurch ich mich begrenze – und lasse diese Grenzen bewusst los.

30

Bestätigung geben und bekommen

Wir alle brauchen Bestätigung. Dadurch können wir eine Menge inneren Stress loslassen. Ich glaube, dass niemand über dieses Bedürfnis erhaben ist. Wenn Sie mit einem Menschen dauerhaft eng verbunden sind, Ihrem Partner oder Ihrem besten Freund, sollten Sie dem anderen täglich sagen, was Sie an ihm gut finden. Wenn es besonders kraftvoll sein soll, finden Sie täglich etwas Neues. Dadurch lernen Sie Positives zu beobachten. Ihr Geist und der gemeinsame Geist werden auf etwas Positives gelenkt. Zudem wird die Kreativität gesteigert – um gute Komplimente zu machen, muss man kreativ sein, beleidigen kann jeder. Vielleicht ist dies der Grund, warum Verliebte so glücklich sind: weil sie sich täglich Komplimente machen. Es besteht kein Grund, damit aufzuhören. Worauf Sie Ihr Bewusstsein lenken, davon bekommen Sie mehr. Manchmal müssen Sie über ein Mäuerchen springen, um dem anderen Bestätigung zu geben – springen Sie, in eine positive(re) Welt.

Heute rufe ich meinen Partner oder besten Freund an und sage ihm etwas Positives, das mir neuerdings an ihm aufgefallen ist.

31

Schläfenmassage

Eine Massage der Schläfen wirkt beruhigend und harmonisierend auf unser Vegetativ-System. Sie können sich selbst massieren oder im Austausch mit einem Kollegen oder Partner.

Übung: Schließen Sie die Augen und massieren Sie Ihre Schläfen mit den Fingerspitzen in sanften, kreisenden Bewegungen. Wenn Sie hierfür ein ätherisches Öl nehmen, wird die entspannende Wirkung noch verstärkt.

Heute gönne ich mir eine Schläfenmassage.

November

Von »Scherben bringen Glück« bis »Grenzen überwinden«

1

Scherben bringen Glück

Statt Wut und Zorn tage- und wochenlang mit sich herumzutragen, lassen Sie doch einmal gezielt Dampf ab – in einem geordneten Rahmen. Dies eignet sich insbesondere auch für eine Partnerschaft, in der sich ab und zu mal Spannungen aufbauen. Hierfür ist es nicht notwendig zu beleidigen. Porzellan tut es auch.

Übung: Richten Sie sich – zusammen mit Ihrem Partner – einen »Wutschrank« ein. In diesen Schrank kommt alles, was Sie an altem Porzellan schon immer loswerden wollten. Wenn wieder einmal Zoff angesagt ist, öffnen Sie gemeinsam den Wutschrank und »zerdeppern« ein Stück. Das Ritual beginnt mit dem Öffnen und endet mit dem Schließen des Wutschranks. Danach halten Sie inne und spüren bewusst der aufgelösten Spannung nach. Stellen Sie sich vor, Sie seien ein schwerer Kiesel, der auf den Grund des Meeresbodens sinkt. Je tiefer Sie gedanklich einsinken, umso mehr beruhigt sich Ihr Nervensystem, bis Sie wieder ganz wutfrei und klar sind.

Tipp: Achten Sie auf einen geeigneten Fußboden, üblicherweise empfiehlt sich der Kellerfußboden, da er am unempfindlichsten ist.

Heute richte ich einen Wutschrank mit billigem Geschirr ein, das ich habe oder mir kaufe, um es bei einem Wutanfall zum Spannungsabbau zu zerschlagen.

2

Kissen schlagen

Nachfolgend eine weitere Methode, um Wut abzubauen:

Übung: Nehmen Sie ein Kissen oder ein verknotetes Handtuch und schlagen Sie damit auf eine Matratze ein. Stellen sie sich vor, alle Wut aus sich herauszuprügeln. Wenn Sie möchten, können Sie auch, um mit Ihren Vital-Energien in Kontakt zu kommen, abwechselnd den Laut »Hei« und den Laut »Ja« brüllen. Unterstützend bei dieser Übung wirkt die Musik von japanischen Kodo-Trommeln. Am Ende der Übung rollen Sie sich wie ein Embryo zusammen, decken sich zu und beobachten Ihren Atem, während die Energien sich neutralisieren. Beobachten Sie einfach Ihre Gedanken, aufgeheizten Gefühle, Körperempfindungen, ohne zu werten. Erleben Sie, wie Sie allein durch die wertfreie Beobachtung zu sich kommen, in Ihre Mitte, in Ihre liebende Kraft, die Sie dann durch den Rest des Tages tragen wird.

Wann immer ich nicht weiß, wohin mit meiner Wut, übe ich mich im Kissen-Schlagen und lasse so gezielt Dampf ab.

3

Baden in Essig oder Salz

Essig oder Salz, z.B. aus dem Toten Meer, haben eine sehr reinigende und entspannende Wirkung auf Ihren Körper. Sie ist allerdings in beiden Fällen unterschiedlich und es lohnt sich, beides getrennt auszuprobieren.

Dosierung: Eine Flasche Weinessig bzw. ein Pfund Badesalz (unparfümiert) pro Badewannenfüllung.

Besonders hilfreich ist es, wenn Sie, während Sie in der Badewanne liegen, orchestrale Musik hören, die Ihr Energiefeld reinigt. Über das Wasser werden die reinigenden Klänge durch Ihren Körper geleitet. Achten Sie darauf, dass Sie jeden Ton bewusst hören, stellen Sie sich vor, dass Sie jeden Ton durch Ihren Körper lenken. Die Wahl der Musik bleibt Ihnen überlassen, von Beethoven bis Smetana (»Die Moldau«) – am besten hören Sie bei den großen Klassikern rein. Wenn Sie möchten, schaffen Sie in Ihrem Badezimmer eine unterstützende Atmosphäre, z.B. durch ein Bild von einem reinigenden Wasserfall oder Ähnlichem.

Heute gönne ich mir ein Essig- oder Salz-Bad mit Musik.

4

Dynamische Meditation

Die dynamische Meditation ist nicht für jedermann geeignet, aber es lohnt sich, sie auszuprobieren. Anwender behaupten, sie sei die beste Methode, um einen Tag frei von irgendwelchen Altlasten zu beginnen. Sie besteht aus fünf Phasen und wirkt morgens direkt nach dem Aufwachen besonders kraftvoll:

1. Phase: Atmen Sie »ungebremst« durch die Nase aus und ein und wecken Sie dadurch in Ihnen schlummernde Energien.
2. Phase: Erlauben Sie sich, Emotionen, Gedanken, Stress, Ärger, Wut, was auch immer, so auszudrücken, wie es Ihnen Spaß macht.
3. Phase: Springen Sie, während Sie den Kraftlaut »Hu« artikulieren, mit erhobenen Armen auf der Stelle. Dadurch wird Ihre Kraft im Unterkörper zentriert.
4. Phase: Stopp! Halten Sie inne, bleiben Sie wie eingefroren stehen und spüren Sie Ihre innere Kraft.
5. Phase: Tanzen Sie und begrüßen Sie den neuen Tag.

Die gesamte Meditation dauert eine Stunde. Eine Musik-Trainings-CD ist über den Buchhandel bestellbar.

Heute probiere ich die dynamische Meditation aus:
Atmen, springen, stehen, tanzen –
ich drücke mich aus und bin frei!

5

Herzöffnen

Nachfolgend eine sehr sanfte Methode, um Stress loszulassen:

Übung: Machen Sie es sich gemütlich, zünden Sie ein Kerzchen oder eine Duftlampe an und legen Sie die Hände auf Ihr Herz. Wählen Sie sanfte Musik. Fühlen Sie die Musik mit dem Herzen, als würde Sie jeder Ton aufs Neue überraschen. Stellen Sie sich vor, dass die Töne sanft über Ihr Herz hinwegstreicheln. Spüren Sie, wie Ihr Herz sich öffnet und aller Stress, alle Sorgen, alle Nöte durch die Klänge der Musik von Ihnen wegströmen. Atmen Sie dabei tief in Ihren Unterbauch und imaginieren Sie mit jedem Ausatmen, dass alles, was in Ihrem Bauch an Groll und Unbewältigtem sitzt, in Ihr Herz hochgehoben wird, wo es sich auflösen kann.

Heute übe ich mich durch Herzöffnen
im Loslassen von Stress.

6

Geistiger T-Shirt-Wechsel

Mittlerweile ist es modern geworden, T-Shirts mit großen Aufdrucken zu tragen. Doch eigentlich tragen wir diese T-Shirts schon immer. Es handelt sich um geistige T-Shirts, auf denen steht:

- »Ich brauche den Mega-Stress!«
- »Bitte keine großen Erfolge!«
- »Bitte nicht lieb haben!«

Sie glauben mir nicht? Jeder magnetisiert durch sein Sosein ständig die Lebensumstände, die er vorfindet.

Übung: Schließen Sie die Augen und stellen sich vor, Sie würden ein T-Shirt tragen, das Ihr Sosein zuverlässig beschreibt. Was würde auf dem T-Shirt stehen? Und dann stellen Sie sich vor, Sie würden dieses T-Shirt ausziehen und dafür ein anderes anziehen, auf dem beispielsweise steht:

- »Ich bin für Liebe verfügbar!«
- »Ich bin gerne erfolgreich!
- »Ich bin ein Lebenskünstler!«

Heute überprüfe ich einmal,
welche Verhaltensanweisung ich meiner Umwelt
nonverbal durch mein Sosein gebe.

7

Zur Einsicht kommen

Einsicht bedeutet, wie es das Wort bereits andeutet, »hinter allem das Eine zu sehen«. Um Stress zu vermeiden, müssen wir also von der Vielfalt, von den Ansichten (= von außen ansehen) in die Einsicht und letztendlich damit in die Einheit gelangen. Die Lösung für sämtliche Lebensprobleme offenbart sich Ihnen, sobald Sie nicht mehr als ein »Ich« draufschauen, sondern in das, was Sie wollen, quasi hineinschlüpfen. Ob es »die Lösung meines Problems«, »finanzieller Erfolg«, »die ideale Partnerschaft« oder »der ideale Arbeitsplatz« ist – durch Einsicht erfahren Sie, wie Sie dorthin gelangen.

Übung: Gehen Sie in sich und werden Sie zu dem Erwünschten. Stellen Sie sich vor, Sie seien nicht Klaus oder Peter, sondern z. B. »Ich bin die Lösung meines Problems«. Wie wären Sie? Welche Einsichten erlangen Sie? Wahrnehmen, denken und handeln Sie aus diesem Fokus heraus – ohne Stress.

Heute gelange ich von der Ansicht zur Einsicht und gewinne dadurch wertvolle Erkenntnisse für mein Leben.

8

Power-Talking

Der amerikanische Kommunikationsexperte und Erfolgsautor George Walther untersuchte die Sprechgewohnheiten großer Persönlichkeiten. Deren Sprachtechnik nannte er Power-Talking, weil sie Selbstbewusstsein, Klarheit, Kompetenz und Lob miteinander verbindet. Er entdeckte folgende vier Elemente von Power-Talking:

1. Positive Bilder. Verzicht auf Formulierungen, mit denen Sie sich selbst den Schneid abkaufen. Statt »Ich schaffe das nicht« sagen Sie »Das ist eine spannende Herausforderung«.
2. Zu sich stehen: Stellen Sie sich in positiven Worten dar. Statt »Diese Sache ist mir zugefallen« sagen Sie »Ich übernehme die Verantwortung dafür«.
3. Erfolge sehen: Wo Ihnen Dinge gelungen sind, seien Sie dankbar und drücken Sie es aus.
4. Positiv steuern: Verzichten Sie auf Klatsch und Tratsch. Stattdessen verteilen Sie aufrichtige Anerkennung.

Heute rede ich selbstbewusst, klar, kompetent und positiv über mich und andere.

9

Eine sportliche Einstellung zum Leben gewinnen

Gewinnen Sie eine sportliche Einstellung zu den Schwierigkeiten des Lebens. Wenn Sie mit jemandem Tennis spielen, ärgern Sie sich ja auch nicht, dass der andere den Ball so raffiniert in die Ecken spielt, dass Sie kaum herankommen. Sie betrachten es gerade als Reiz des Spiels, den Ball trotzdem noch zu kriegen. Eine ähnliche Einstellung sollten Sie zu den Herausforderungen des Lebens gewinnen. Ob es sich um einen schwierigen Kunden handelt oder eine anstrengende Besprechung – ärgern Sie sich nicht, sondern beißen Sie sich durch. Sehen Sie gerade in der Schwierigkeit die Chance zu zeigen, was Sie können. Indem Sie Herausforderungen eine positive Seite abgewinnen, vermeiden Sie Stress. Gönnen Sie sich das Erfolgserlebnis, auch einmal etwas Schweres, Kompliziertes, Verfahrenes geschafft zu haben. Bohren Sie auch einmal ein dickes Brett.

Heute begegne ich den Schwierigkeiten des Tages mit einer sportlichen Einstellung: Statt mich über sie zu ärgern, lasse ich mich durch sie motivieren zu zeigen, wer ich bin.

10

Die Lösung suchen, nicht den Schuldigen

Bei den Hühnern gibt es die Hackordnung: Das jeweils ranghöhere Huhn lässt seine Aggressionen an den rangniedrigeren aus. Manchmal sieht es aus, als seien die Menschen nicht mehr als Hühner in einem riesigen Stall: Jeder beschuldigt den anderen. Wenn sie niemand anderen mehr haben, den sie anklagen können, dann beschuldigen sie entweder die Umstände oder sich selbst. Doch dadurch sind die Probleme nicht gelöst. Es ist ein weitverbreiteter Irrglaube, dass sich der tägliche Stress reduziert, wenn man für alles einen Sündenbock gefunden hat. Besser, als sich oder andere zu beschuldigen, ist es, direkt an der Lösung zu arbeiten: »Wie sollte es sein?«, »Was sollte getan werden, damit das Problem nicht mehr auftaucht?«. Denken Sie konstruktiv!

Heute suche ich die Lösungen für anstehende Probleme, keine Schuldigen!

11

Verzeihen tut Not

Sie können es sich – schon aus Egoismus – gar nicht erlauben, nicht zu verzeihen. Denn die Urteile, die Sie über andere haben, Ihre Bewertungen und das ganze Aufrechnen, wer Ihnen wann Unrecht getan hat, zementiert das Leiden. Wie wollen Sie mit jemandem ein konstruktives Gespräch führen oder gar ein Geschäft abschließen, wenn Sie ihm noch nicht verziehen haben, was er Ihnen früher einmal angetan hat? Dies gilt natürlich insbesondere für den Bereich der Beziehungen.

Übung: Erstellen Sie eine Liste von allen Menschen, gegen die Sie einen Groll hegen. Und dann verzeihen Sie Ihnen, einzeln. Noch besser:

Geben Sie das Urteilen über das, was Ihnen angetan wurde, generell auf. Lieben Sie das Leben, wie es IST, und die Menschen gleich mit. Urteilen Sie gar nicht erst.

Heute verzeihe ich allen, die mir jemals Leid zugefügt haben.

12

Ohne Berechnung handeln

Wenn Sie berechnend handeln, merkt man Ihnen das an. Wenn Sie beispielsweise »mit Zweieurostücken in den Augen« zum Kunden gehen, wird er Ihre Geldgier spüren und nicht bei Ihnen kaufen. Wenn Sie einen Partner kennenlernen möchten und er oder sie spürt Ihre Gier, wird man Sie abblitzen lassen. Die Kunst, ohne Berechnung zu handeln, wird im Chinesischen »Wu-Wei« genannt, »Tun durch Nichttun«.

Übung: Wann immer Sie heute die Tendenz in sich verspüren, zu manipulieren oder berechnend zu sein, nehmen Sie dies unmittelbar wahr. Spüren Sie stattdessen, was dem anderen wichtig ist, und nehmen Sie sein Anliegen aufrichtig wahr und ernst. Seien Sie authentisch und schmieren Sie dem anderen nicht Honig um den Mund, um ihn zu manipulieren. Gegen ein ehrlich gemeintes Kompliment hat natürlich niemand etwas einzuwenden.

Heute übe ich mich darin, frei von Berechnung und Manipulation zu handeln.

13

Nichts begehren, nichts zurückweisen

Gier verhindert zuverlässig dauerhaftes Glück. Die Gier gaukelt Ihnen vor: »Wenn du dies und jenes hast, bist du glücklicher!« Doch das stimmt nicht. Glücklich sein kann man mit oder ohne das, was man begehrt. Genau genommen arbeitet die Gier mit der Vorspiegelung eines Mangels, der gar nicht vorhanden ist. Das Einzige, was so entsteht, ist noch mehr Gier, aber keine Fülle. Man könnte auch sagen: Der Gierige benutzt Dinge (und Menschen), um sich später von ihnen benutzen zu lassen. Wahres Glück aber kommt nicht durch Hereinfallen auf die Gier zustande, sondern indem man glücklich ist mit dem, was man hat, indem man also das, was man hat, liebt. Was der Gierige erfolglos sucht, findet der Liebende, ohne zu suchen.

Heute nehme ich meine Gier bewusst wahr.
Ich begehre nichts. Ich weise nichts zurück.
Ich tue lediglich das, was das höchste Selbst
durch mich getan haben will.

14

Sich nie mehr rechtfertigen

Wer sich rechtfertigt, fertigt sich, wie der Begriff bereits sagt, ein Recht an. Wer sich rechtfertigt, verteidigt Dinge von gestern. Wir denken, dass der Widersacher seine Kritik zurücknimmt, wenn wir uns nur geschickt genug rechtfertigen. Doch in Wahrheit fühlt sich der andere nur befremdet. In der Regel endet jede Rechtfertigung mit Streit, zumindest mit einer Meinungsverschiedenheit. Oft ist das schon deshalb sinnlos, weil beide glauben, im Recht zu sein. Statt sich bei Kritik zu rechtfertigen, sollten Sie dem anderen dankbar sein, dass er Ihnen seine Gefühle und Gedanken so offen mitgeteilt hat, und zur Lösung übergehen: »OK, ich höre, dass Sie verärgert sind; wie gehen wir jetzt am besten mit der Situation um?«

Statt mich zu rechtfertigen, frage ich den anderen, was seiner Meinung nach zu tun ist.

15

Niemanden maßregeln

Völlig unnötiger Stress, oft sogar Streit entsteht, wenn wir einander maßregeln. Wir Menschen sind so unterschiedlich wie Schneeflocken. In der Regel halten wir uns jedoch für »das Urmeter« und glauben, es sei unsere Aufgabe, den anderen nach unseren eigenen Maßstäben zu formen. Die Folge ist Stress.

Tipp: Unterlassen Sie es, darüber zu diskutieren, was »man tut« und »was die Leute denken sollen«, und orientieren Sie sich vielmehr an dem, was FÜR SIE stimmig ist. Sie selbst sind Ihr Maßstab – für sich und niemanden sonst. Räumen Sie dem anderen das Recht ein zu leben, wie ER will, und leben Sie selber, wie es IHNEN entspricht. Leben und leben lassen lautet die Devise.

Heute gebe ich es auf, andere zu maßregeln oder mich von anderen maßregeln zu lassen.

16

Die Botschaft vom Botschafter trennen

Wann immer wir mit einem anderen Menschen in eine Konfrontation gehen, entsteht Ärger, sobald wir nicht nur die sachlichen Argumente vergleichen, sondern sie mit den Eigenarten des Betreffenden verknüpfen: »Von DEM lasse ich mir schon gar nichts sagen!« Doch damit tun wir dem anderen Unrecht. Ein Universitätsprofessor kann völligen Blödsinn von sich geben und ein Clochard eine echte Weisheit. Deshalb trennen Sie die Botschaft vom Botschafter. Seien Sie bereit, von jedem zu lernen, der Ihnen begegnet – unabhängig davon, ob er Ihr Vorbild oder Ihr abschreckendes Beispiel ist. Stets lernt der Weise vom Dummen mehr als der Dumme vom Weisen. Sorgen Sie also dafür, dass Sie zu den Weisen und nicht zu den Dummen gehören.

Heute bin ich bereit, von jedem zu lernen,
der mir begegnet.

17

Der Energieumwandler

Wenn jemand Negatives auf sie projiziert (»Du Idiot!«), gibt es einen Trick, trotzdem ruhig und gelassen zu bleiben. Um dies zu können, ist es erforderlich, die Grenzen des bewertenden Verstandes zu überschreiten. In Wahrheit gibt es nämlich nicht negative Energie (negative Projektion) und positive Energie (positive Projektion), sondern nur die EINE Energie. Wenn auf Sie etwas projiziert wird, achten Sie einmal nicht darauf, WAS der andere sagt, sondern nehmen Sie nur wahr, ob viel oder wenig Energie dahinter ist. Erkennen Sie, dass es sich um die Projektion des anderen handelt. Nehmen Sie das, was er sagt, nicht persönlich. »Baden« Sie in der vielen (negativen) Energie, die der andere für Sie hat. Schließen Sie dann seine Ausführungen mit den Worten ab: »Danke, dass Sie sich mitgeteilt haben!« – Und lassen Sie den Aggressor stehen!

Heute achte ich einmal nicht darauf,
ob das, was andere über mich sagen, freundlich
oder feindlich ist, ich schaue nur auf die Menge an
Energie, die sie für mich haben.

18

Nehmen Sie sich wichtig, ohne sich wichtig zu nehmen

Teilen Sie mit, was Sie bewegt. Verdrängen Sie nicht, was Sie am Kollegen, Partner oder Nachbarn stört. Doch bevor Sie explodieren, sollten Sie erst einmal Ihre Beanstandungen auf einen sachlichen Punkt bringen. Unterlassen Sie alle persönlichen Beleidigungen. Sagen Sie stattdessen, was Sie sich wünschen. Sorgen Sie für Nachvollziehbarkeit, indem Sie bekunden, was das Verhalten des anderen bei Ihnen bewirkt. Lassen Sie dem anderen aber die freie Wahl, auf Ihr Anliegen einzugehen oder nicht – erzwingen Sie nichts!

Heute teile ich meinen Mitmenschen mit,
was mir wichtig ist.

19

Setzen Sie Ihre Körpersprache bewusst ein

Ihre Anliegen kommen klarer beim Gegenüber an, wenn sie durch entsprechende Körpersprache untermauert werden. Dies beinhaltet Haltung, Gesichtsausdruck, Gesten, aber auch den Gang und die Art zu schauen. Am besten üben Sie vor dem Spiegel bzw. vor der Videokamera. Mit einer guten Körpersprache setzen Sie Ihre Anliegen besser durch. Sie sparen sich den unnötigen Stress, der aus eventuellen Widerständen Ihrer Umwelt gegen Ihre Körpersprache resultiert.

Heute achte ich ganz bewusst
auf meine Körpersprache.

20

Die Echo-Technik gegen Verbal-Attacken

Gegen verbale Überrumpelungen sind Sie besser gewappnet, wenn Sie das, was der andere gesagt hat, noch einmal wiederholen. Dadurch gewinnen Sie genug Zeit, um zu überlegen und eine schlagfertige Antwort zu finden.

Beispiel: »Parken Sie nicht hier vor meiner Einfahrt!« – »Sie sagen, ich soll nicht vor Ihrer Einfahrt parken, habe ich Sie da richtig verstanden?« Wenn es Ihnen dann noch gelingt, den Respekt vor dem Gegenüber zu wahren und zugleich den eigenen Standpunkt darzustellen, haben Sie gewonnen.

Heute wehre ich mich gegen verbale Überrumpelungen,
indem ich das, was der andere mir entgegenhält,
sinngemäß wiederhole und so wertvolle Zeit gewinne.

21

Was meint der andere »günstigstenfalls«?

Wenn Sie jemand schräg anredet, lassen Sie sich dadurch nicht aus der Ruhe oder gar in Stress bringen. Stattdessen überlegen Sie lieber: »Was will der andere mir GÜNSTIGSTENFALLS signalisieren?« Wenn jemand Ihren Kleidungsstil kritisiert (»Wie können Sie nur so herumlaufen?«), antworten Sie ihm: »Sie sind jemand, der Wert auf angemessene Kleidung legt, habe ich Sie da richtig verstanden?« Selbst wenn jemand sagt: »Schauen Sie nicht so blöd!«, können Sie entgegnen: »Ich sehe, Sie sind jemand, der freundlich angeschaut werden möchte!« So nehmen Sie unsympathischen Zeitgenossen den Wind aus den Segeln.

Wann immer ich heute in unerfreulicher Weise angesprochen werde, überlege ich mir, was der andere mir GÜNSTIGSTENFALLS signalisieren will.

22

Authentisch sein

Ein Gärtner ging durch seinen Garten und sah, dass seine Bäume und Blumen verwelkten und im Sterben lagen. Er fragte die Pflanzen, was sie so krank mache. Die Fichte sagte, sie wolle sterben, weil sie nicht so groß sei wie die Tanne. Die Tanne wiederum war traurig, weil sie keine Trauben tragen konnte wie der Weinstock. Und der Weinstock selbst lag in den letzten Zügen, weil er nicht Blüten tragen konnte wie die Rose. Nur das kleine Stiefmütterchen blühte wie immer und sagte: »Für mich war klar, dass du ein Stiefmütterchen haben wolltest, als du mich pflanztest. Da ich ohnehin nichts anderes sein kann als das, was ich bin, will ich das voller Freude sein!«

Heute achte ich darauf, authentisch zu sein, weder mehr noch weniger, noch etwas anderes zu sein, als ich bin. Dadurch ziehe ich die Menschen an, die zu mir passen.

23

Das gesündeste Wort der Welt

Das gesündeste Wort der Welt lautet »Ja«. Vielleicht ist Ja sogar die Abkürzung von Jahwe (hebr. Gott). Sagen Sie Ja zu sich selbst, zu den Umständen, in die Sie hineingeboren wurden, zu Ihren Eltern, Ihren Kinderkrankheiten und Ihrer beruflichen Situation. Denn mit einem Nein machen Sie alles nur noch schlimmer. Sagen Sie Ja zu der Tatsache, dass Sie überhaupt geboren sind, zu Ihren Eigenarten und Stärken, dem Partner, den Sie haben, Ihrem Wohnort, Ihren Nachbarn und auch zu Ihren Zipperlein. Denn durch ein Nein machen Sie Freunde zu Feinden und Wohlgesinnte zu Widersachern. Sagen Sie Ja zum Tag und zur Nacht, zum Frühling wie zum Winter, zu den Chancen, die das Leben Ihnen stets aufs Neue bietet, wenn Ihr ganzes Sein auf Ja eingestellt ist. Sagen Sie Ja zu den ungeahnten Möglichkeiten, den kleinen und großen Wundern des Tages. Indem Sie freudig Ja sagen zu dem, »was ist«, gewinnen Sie die Kraft, über sich hinauszuwachsen.

Heute sage ich Ja zum Leben und Ja zu mir selbst!

24

Natürlichkeit spart Energie

Viele Menschen versuchen anders zu sein, als sie sind. Sie denken: »Wenn ich mich so und so verbiege, dann werde ich geliebt, habe ich Erfolg, bekomme ich den Auftrag!« Doch das ist ein Irrtum. Indem man sich verstellt, kann man zwar vorübergehende Scheinerfolge erzielen, doch auf die Dauer fällt man damit immer wieder auf die Nase. Außerdem verursacht Heuchelei eine Menge Stress. Erfolge, die aufgrund von Verstellung oder übertrieben großer Anpassung zustande gekommen sind, sind wie Darlehen – man bekommt sie später wieder weggenommen. Solider Erfolg beruht auf einem natürlichen Seinszustand, in dem Sie sich der Welt so präsentieren, wie Sie sind. Dann bringt Sie das Leben automatisch in ein Wirkungsfeld, in dem Sie Ihre natürlichen Stärken einsetzen können und Ihre Schwächen nicht so sehr ins Gewicht fallen. Ihr Umfeld wird beeindruckt sein von Ihrer Natürlichkeit – und sich diese Natürlichkeit ebenfalls zugestehen. Dadurch bekommen Sie auf ehrliche Fragen ehrliche Antworten. Sie selbst werden fassbar und begreifbar für die anderen und die anderen für Sie.

Heute lege ich alles unnatürliche Verhalten ab und drücke mich aus, wie ich bin.

25

Für heute bin ich okay!

Natürlich streben wir alle danach, uns zu verbessern. Doch beginnen müssen wir stets dort, wo wir stehen. Selbstliebe ist der Schlüssel zu weiterem Wachstum. Wer sich auf das konzentriert, was an ihm nicht in Ordnung ist, wird sein Leben lang Fehler an sich finden und beseitigen. Es ist nichts falsch daran, sich zu verbessern, doch dies muss stets aus einer Haltung von Eigenliebe und Selbstakzeptanz geschehen.

Heute sage ich dreimal laut zu mir:
»Für heute bin ich okay!«
xUnd wenn ich mag, wiederhole ich diese Übung
zusammen mit meinem Partner.

26

Nehmen Sie die Menschen so, wie sie sind!

Konrad Adenauer sagte einmal: »Nehmen Sie die Menschen so, wie sie sind – es gibt keine anderen!« Oft fühlt man sich dadurch gestresst, dass andere rücksichtslos, intolerant oder gemein sind. Erkennen Sie: Jeder hat das Recht, so zu sein, wie er ist, und dann zu erwachen, wenn ER dazu bereit ist. Versuchen sie nie den anderen zu ändern: Erstens haben Sie nicht das Recht dazu und zweitens klappt es sowieso nicht. Wahre Stärke zeigt sich in Toleranz. Kommen Sie von der Akzeptanz über die Toleranz zur Liebe. Zu lieben bedeutet einfach, mit dem anderen, ja mit dem ganzen Leben zu tanzen – WIE ES IST. Sie können heute damit anfangen.

Heute akzeptiere ich jeden Menschen so, wie er ist.

27

Ich bin, was ich bin

Ein wunderbares Lied stammt von Gloria Gaynor: »I am what I am!« Der deutsche Text: »Ich bin, was ich bin, und wie ich bin, braucht keine Entschuldigung. Dies ist mein Leben und es gibt kein Zurück und kein Horten. Das Leben ist sinnlos und leer, wenn du nicht sagen kannst: Ich bin, wie ich bin!«

Übung: Springen Sie morgens aus dem Bett, fangen Sie an zu tanzen und rufen Sie dabei: »Ich bin, wie ich bin!« Oder auch: »Ich mag mich! Ich mag mich! Ich mag mich!« Wenn Sie möchten, hören Sie dazu die Musik von Gloria Gaynor. Oder feiern Sie jeden Morgen Ihre Geburt mit dem Lied »Happy Birthday« von Stevie Wonder. Jeden Morgen ist Welturaufführung.

Heute springe ich aus dem Bett, vollführe einen Freudentanz und rufe mir selbst zu: »Ich mag mich!«

28

Eine Liebeserklärung an sich selbst

Wenn Sie sich nicht lieben, wer dann?

Übung: Stellen Sie sich vor den Spiegel und machen Sie sich eine Liebeserklärung. Sagen Sie sich laut, was Ihnen an Ihnen selber gefällt. Auch wenn Ihnen diese Übung ein wenig merkwürdig vorkommt, halten Sie mindestens fünf Minuten durch (Wecker stellen). Am kraftvollsten ist diese Liebeserklärung, wenn Sie sie mit Ihrem eigenen Namen und in der ersten, zweiten und dritten Person durchführen, also: »Ich, Hans, habe wunderschöne Augen, die ich liebe! Hans, du hast wunderschöne Augen, die du liebst. Hans hat wunderschöne Augen, die er liebt!« Durch ein positives Selbstwertgefühl gehen Sie beschwingter und stressfreier durch den Tag.

Heute stelle ich mich vor den Spiegel
und mache mir selbst eine Liebeserklärung
in der ersten, zweiten und dritten Person.

29

Positivliste

Um sich selbst auch an grauen Tagen zu motivieren, hilft eine sogenannte »Positivliste«.

Übung: Erstellen Sie Positivlisten mit Themen wie den folgenden:

- »Die zehn schönsten Augenblicke meines Lebens!«
- »Zehn Dinge, die ich gerne tue!«
- »Zehn Menschen, die ich gerne mag!«
- »Zehn Dinge, die ich an mir mag!«

Wann immer Ihre Laune oder die Umstände schlecht sind, holen Sie sich eine dieser Positivlisten hervor und motivieren sich selbst, indem Sie jeden Punkt einzeln lesen und bildhaft darüber kontemplieren.

Heute schreibe ich eine oder mehrere Listen über die guten Dinge in meinem Leben.

30

Grenzen überwinden

Die meisten Grenzen sind nur gedacht. Wir müssen die Grenzen des Verstandes übersteigen, um scheinbar Unmögliches möglich zu machen. Wenn wir erst einmal erkennen, dass wir viel mehr können, als wir denken, fällt Stress von uns ab.

Übung: Ergänzen Sie den folgenden Satz: »Wenn ich könnte, wie ich wollte, würde ich …« Finden Sie mindestens zehn Punkte. Dann suchen Sie sich einen Punkt aus, der Ihnen wirklich Spaß bereitet, Sie erfüllt und realisierbar ist. Und den führen Sie tatsächlich aus.

Heute überwinde ich meine selbst gemachten Grenzen, indem ich etwas tue, was ich schon immer tun wollte.

Dezember

Von »Stressfrei durch inneres Lächeln« bis »Erfolgserlebnisse sammeln«

1

Stressfrei durch inneres Lächeln

Lächeln heilt. Prof. Diamond hat in zahlreichen Versuchen nachgewiesen, wie sehr Lächeln den Körper stärkt. Im Osten gibt es eine Yoga-Disziplin (TAO-Yoga), bei der die Schüler in ihre Organe »hineinlächeln« und dadurch Gesundheit und Vitalität verbessern. Doch Sie müssen kein erfahrener TAO-Yogi sein, um die Kraft des inneren Lächelns für sich zu nutzen.

Übung: Schließen Sie die Augen und denken Sie an etwas Schönes. Dies kann ein Sonnenaufgang sein, ein wunderbares Erlebnis oder auch ein Mensch, den Sie lieben oder verehren. Erleben Sie, wie ein Lächeln auf Ihrem Gesicht entsteht, in Ihren Augen, um Ihren Mund herum, im ganzen Körper. Baden Sie gleichsam einige Minuten in diesem Lächeln – und kehren Sie dann erfrischt und gestärkt wieder zurück ins Hier und Jetzt. Es wird Ihnen mit der Zeit immer besser gelingen, das innere Lächeln bei sich selber abzurufen und stress- und spannungsgeladene Situationen so leicht zu entkrampfen. Es schadet nichts, wenn dieses innere Lächeln auch im Außen sichtbar wird. Bereits fünf Minuten inneres Lächeln wirken Wunder gegen Stress.

Heute denke ich an ein schönes Erlebnis,
eine Landschaft oder einen Menschen,
den ich verehre, und genieße das innere
und äußere Lächeln, das dabei entsteht.

2

Tun Sie, was Sie stärkt – lassen Sie, was Sie schwächt

Diese Regel ist so einfach, aber kaum jemand beachtet sie. Wer wahllos Junk Food, »Yellow-Press-Zeitschriften«, Horrorfilme oder schrille Musik konsumiert, betrügt sich selbst um seine innere Ausgewogenheit. In wenigen Minuten Fernsehen wirken gewaltigere Informationsfluten auf uns ein, als unsere Vorfahren in einem einzigen Leben zu verarbeiten hatten. Deshalb: Wählen Sie bewusst. Lassen Sie sich nicht berieseln. Suchen Sie sich genau die Außenreize aus, die Ihnen guttun.

Übung: Erstellen Sie Listen:

- »Welche Medieneinflüsse stärken, welche schwächen mich?«
- »Welche Musik stärkt, welche schwächt mich?«
- »Welche Nahrung stärkt, welche schwächt mich?«
- »Welche Tätigkeiten stärken, welche schwächen mich?«
- »Welche Lebensgewohnheiten stärken, welche schwächen mich?«

Heute mache ich mir bewusst,
was mich stärkt und was mich schwächt,
und richte danach mein Leben aus.

3

Auf Stress mit Bewusstheit antworten

Wir leben alle unter dem gleichen Himmel, aber wir sehen nicht alle den gleichen Horizont. Stress ist immer auch ein Zeichen von mangelndem Bewusstsein. Ihre »Resonanz-Bereitschaft« bei Stress verdeutlicht das Glocken-Beispiel: Stellen Sie sich vor, Sie und der Stress wären zwei Glocken. Wenn die Glocke »Stress« auf Ihre Glocke prallt, wird Ihre Glocke, wenn sie hohl ist (d.h. kein Bewusstsein vorhanden ist), zurückklingen. Sie schwingen dann auch im Stress. Wenn Ihre Glocke mit Bewusstsein gefüllt ist, bringt der Stress nichts zum Klingen und Sie können ganz entspannt und zügig Ihre Tagesarbeiten erledigen.

Übung: Sobald Stress auftaucht, atmen Sie einmal tief durch und sorgen für mehr Bewusstheit.

Heute antworte ich auf Stress mit mehr Bewusstheit.

4

Reagieren Sie auf Stress mit Erkenntnis

Stress ist immer ein Zeichen, das Ihnen Ihr Körper schickt, damit Sie etwas ändern. Er ist eine Handlungsaufforderung. Gerade wenn Sie nicht wissen, wo oben und unten ist, fordert der Stress von Ihnen kurzfristig eine Pause und langfristig Neuorientierung. Wann immer Sie sich gestresst fühlen, sollten Sie sich die Frage stellen: »Was erwartet das Leben jetzt von mir?«

Tipp: Wer heute den Kopf in den Sand steckt, der knirscht morgen mit den Zähnen. Nutzen Sie also den Stress als Aufforderung zu Verbesserung, Veränderung und Erkenntnis.

Wann immer ich vor lauter Stress nicht weiterweiß, frage ich mich: »Was erwartet das Leben jetzt von mir?«, und handle entsprechend.

5

Sich »einachten«

Viele Menschen malen in Besprechungen oder bei Telefonaten unkonzentriert Kringel aufs Papier. Viel besser ist es jedoch, Achten zu malen. Die liegende Acht (Hemiskate) ist ein Symbol für die miteinander verbundenen Hirnhälften. Sie kommen dadurch in Harmonie.

Übung: Malen Sie mit einer Hand eine liegende Acht. Übermalen Sie diese Acht immer wieder, die Schwünge sollten dabei gleichmäßig sein. Danach nehmen Sie den Stift in die andere Hand und übermalen die Acht. Achten Sie darauf, dass die andere Hand der Spur und dem Schwung der vorangegangenen Acht folgt. Danach starten Sie neu, wobei diesmal die andere Hand beginnt.

Heute synchronisiere ich meine Gehirnhälften,
indem ich eine liegende Acht male.

6

Nie resignieren

Sartya Sai Baba sagt: »Kein Fehlschlag ist vergeblich. 1000-mal wirst du stolpern, 100-mal wirst du stürzen, 10-mal wirst du fallen, um eines Tages aufzuwachen und zu erkennen, dass du aus dir heraus erfolgreich bist!«

Übung: Überlegen Sie, in welchem Lebensbereich Sie irgendwann einmal resigniert haben. Ob es der Bereich der vollkommenen Gesundheit ist oder der Traum vom Selbstständigmachen, vom idealen Partner oder Glück bringenden Beziehungen: Greifen Sie den Traum wieder auf. Es ist nie zu spät, ein gutes Leben zu leben.

Heute überlege ich, in welchem Bereich
ich resigniert habe, und nehme genau dort
die Auseinandersetzung wieder auf.

7

Gedankendisziplin macht frei

Stress ist großteils hausgemacht. Wie selbst ein kleiner Schlüssel große Tresortüren öffnen kann, gibt es auch für Ihr Leben einen kleinen Schlüssel, der Ihnen – regelmäßig angewendet – Lebenschancen frei von Stress eröffnen kann. Dieser Schlüssel lautet: Gedankendisziplin. Gedanken sind zwar unsichtbar, aber nicht unwirksam. In den Schriftrollen der Essener steht: »Der Blitz, der die mächtige Eiche fällt, ist ein Kinderspielzeug gegen die Macht eines Gedankens!«

Übung: Achten Sie immer wieder darauf, welche Gedanken Sie gerade hegen. Bringen die Gedanken, die Sie gerade denken, Ihnen Stress oder Freude und Gelassenheit? Sollten sie Stress bereiten, dann denken Sie einfach um. Sehen Sie die gleiche Person oder Sache positiv. Statt »Mich nervt dieses alte Tratschmaul!« denken Sie: »Wie wunderbar, dass mich dieser Mensch an seinem Leben teilhaben lässt!« Bedanken Sie sich für das Vertrauen.

Heute denke ich über alle Dinge,
die mir geschehen, positiv. Schwierigkeiten nehme ich
als Herausforderungen an, Chancen nutze ich
voller Dankbarkeit.

8

In Kontakt mit der universellen Energie

Wie bereits erwähnt, folgt die Energie stets der Aufmerksamkeit. Wann immer ein Mensch oder eine Lebensentscheidung Ihnen Schwierigkeiten bereitet, ziehen Sie deshalb die Aufmerksamkeit von dem Problem ab und richten Sie sie auf die universelle Energie. Ihr Verstand ist von sich aus nicht in der Lage, eine festgefahrene Situation zu lösen. Erst wenn Sie den »Hubschrauber« benutzen und einen erhöhten Standpunkt einnehmen, wird auf einmal alles sehr klar.

Übung: Wann immer Sie gedanklich festgefahren sind, setzen Sie sich einige Minuten hin und wiederholen laut oder in Gedanken einen Namen für die universelle Kraft. Ob Sie »Gott«, »Jesus«, »große Mutter«, »universelle Energie«, ein Mantra oder ein Gebet Ihrer Wahl wiederholen, ist dabei von sekundärer Bedeutung. **Wichtig** ist, dass Sie die Gedankenketten des problembehafteten Denkens durchbrechen, indem Sie für eine gewisse Zeit an etwas anderes denken – um dann später irgendwann auf die Sache zurückzukommen. Neue, erfrischende Gedanken werden Ihnen überraschende Einsichten schenken. Die ständige und tief aus dem Herzen kommende Wiederholung eines »heiligen Namens« wirkt dabei wie ein Rammbock, der die selbst geschaffenen und begrenzenden Gedankenmauern durchbricht.

Heute denke ich für einige Minuten an die universelle Energie und wiederhole einige Minuten lang laut oder gedanklich einen Namen, der für diese Kraft steht.

9

Still sein und erkennen

Jeden Tag müssen wir immer wieder aufs Neue Entscheidungen treffen. Viele erweisen sich dabei nachträglich als einleuchtend, logisch und falsch – weil der Verstand das Ganze nicht überblicken kann. Wenn wir stressfrei vorankommen wollen, benötigen wir die Hilfe unserer Intuition, die allerdings nur dann fließt, wenn der Verstand zu schweigen beginnt. Eine hervorragende Möglichkeit, um den Verstand in die Stille zu führen, liegt in der Wiederholung eines ganz bestimmten Satzes oder Wortes. Dadurch wird der Verstand in seinem Automatismus durchbrochen, er wird gebändigt und kann nicht mehr abschweifen. Dies ist der Sinn des Rosenkranzgebetes, der Litaneien und auch der Mantras des Ostens. Sie können aber auch dem Verstand direkt zureden und dadurch das Aufblitzen der Intuition erleben.

Übung: Machen Sie sich ein Thema bewusst, das zur Entscheidung ansteht. Dann wiederholen Sie 15 Minuten lang immer wieder den Satz »Sei still und erkenne«. Zwischen den Sätzen machen Sie jeweils eine kurze Pause. Nach 15 Minuten lassen Sie auch diesen Satz los und beobachten Ihre Wahrnehmungen.

Heute schule ich meine Intuition,
indem ich mich hinsetze, die Augen schließe,
den Satz »Sei still und erkenne« wiederhole
und dabei auf meine Wahrnehmungen achte.

10

Die »Nehmen-wir-einmal-an-Formel«

Viel zu oft sind wir in Gegebenheiten gefangen, statt die Gegebenheiten gegeben sein zu lassen und die Dinge nach unseren Wünschen zu gestalten. Es ist eine Schwierigkeit des menschlichen Verstandes, nicht über sich selbst hinausdenken zu können. Doch mit einem kleinen Trick werden sich Ihnen ungeahnte Möglichkeiten offenbaren.

Übung: Wann immer Sie in einer Situation festhängen oder Stress haben, holen Sie sich mithilfe der »Nehmen-wir-einmal-an-Formel« aus der Bredouille. Sagen Sie sich:

- »Nehmen wir einmal an, es gäbe eine Lösung für mein Problem, wie könnte die aussehen?«
- »Nehmen wir einmal an, eine traumhafte Beziehung wäre möglich, welche Form würde sie annehmen?«
- »Nehmen wir einmal an, ich wäre absolut erfolgreich, wie würde sich das darstellen?«

Gehen Sie so über selbst geschaffene Begrenzungen hinaus.

Heute überwinde ich Denkbarrieren
durch die Formel »Nehmen wir einmal an«.
Ich nehme einfach an, die Grenze bestünde nicht,
und finde so die Lösung.

11

Sich geistig Wünsche erfüllen

Viele Menschen leiden unter unerfüllten oder scheinbar unerfüllbaren Wünschen. Die Spannung zwischen Ideal und Realität schafft in ihnen Stress und Bitterkeit. Dies muss nicht sein. Ihr Unterbewusstsein hat die angenehme Eigenschaft, nicht zwischen Fantasie und Realität unterscheiden zu können. Bevor Sie also an der Unerfüllbarkeit Ihrer Wünsche verzweifeln, sollten Sie sich die Erfüllung in der Fantasie gönnen. Oftmals ist die Erfüllung in der Fantasie auch gesünder als das Ausleben in der Realität. Ein Eis, das Sie sich in der Fantasie gönnen, macht beispielsweise nicht dick – und doch können Sie es genießen.

Übung: Überlegen Sie, wovon Sie schon immer geträumt haben. Ob es ein Sechser im Lotto ist oder eine Tätigkeit als Generaldirektor. Setzen Sie sich für einige Minuten hin und schwelgen Sie in der Vision, dass sich Ihr Wunsch erfüllt hat. Im Gegensatz zu den herkömmlichen äußeren Vergnügungen kostet das kaum Zeit und kein Geld. Genießen Sie – geistig!

Heute überlege ich mir,
welchen Wunsch ich mir schon immer erfüllen wollte –
und erfülle ihn mir geistig.

12

Geteilte Freude ist doppelte Freude

Geteiltes Leid ist halbes Leid. Geteilte Freude ist doppelte Freude. Einen Menschen, der gut für Sie ist, erkennen Sie daran, dass Sie mit ihm frei reden können, ohne für irgendeinen Ihrer Gedanken verurteilt zu werden. Sie können Ihren Stress, Ihre Masken, Ihre Anspannungen fallen lassen und einfach natürlich sein. Sie werden akzeptiert und geliebt, so wie Sie sind. Natürlich kann es sein, dass dieser Mensch Verbesserungsvorschläge für Ihr Verhalten macht, vielleicht sogar Kritik äußert, aber an der Bewunderung für Ihr Sosein lässt er keinen Zweifel. Das Selbst berührt das Selbst. Solch ein Mensch stärkt und bestärkt Sie im Guten. Suchen Sie die Freundschaft mit Menschen, die an Ihrem Wohlergehen interessiert sind und Ihnen liegen – und pflegen Sie sie.

Heute überlege ich, welche wahren Freunde ich habe – und welche ich noch dazugewinnen könnte.

13

Sie sind mehr als ein Reizreaktions-Mechanismus

Die Wissenschaft ging noch vor einiger Zeit davon aus, dass der Mensch nichts anderes sei als ein Mechanismus von Außenreizreaktionen, vergleichbar einem Zigarettenautomaten: Oben wirft man eine Münze herein, unten kommt eine Zigarettenpackung heraus. Sensationell war daraufhin die Entdeckung des Hirnforschers Karl Pribram und seines Mitarbeiters Nico Spinelli, dass das Bewusstsein nicht nur passiv auf Außenreize reagiert, sondern in der Lage ist, die Außenreiz-Wahrnehmung vom ersten Moment an mitzugestalten. Der Beobachter bestimmt die Beobachtung. Die Dinge sind also nicht einfach »gegeben«. Es ist durchaus möglich, das, was Sie wahrnehmen, aktiv und bewusst auszufiltern und selbst die Ursache Ihrer Wahrnehmung zu sein. Wenn zwei Menschen nebeneinanderstehen, zur gleichen Zeit, am gleichen Ort, leben sie doch in zwei verschiedenen Welten. Nehmen wir beispielsweise einen Verkehrsstau: Sie selbst entscheiden, ob Sie ihn als Stressauslöser oder als Ruhepause betrachten.

Heute halte ich Augen und Ohren offen
für Möglichkeiten, die jenseits meiner bisherigen
Wahrnehmung liegen – ich entscheide mich,
in der besten aller möglichen Welten zu leben.

14

Positives Denken kann man lernen

Unnötiger Stress entsteht durch negatives Denken. Negatives Denken, egal ob über sich oder andere, ist im eigentlichen Sinne selbstverletzendes Denken, denn die negativen Gedanken passieren zuerst die eigenen Gehirnwindungen und prägen Sie stärker, als Ihnen bewusst ist. Befreiend von Stress wirkt dagegen positives Denken. Dieser Begriff wird allerdings oft missverstanden. Positives Denken bedeutet nicht, sich eine rosarote Brille aufzusetzen und zu hoffen, dass schon alles gut wird. Positives Denken bedeutet, harmonische Gedankenformen zu erschaffen und in hilfreiche Assoziationsbahnen zu lenken. Dies ist ein aktiver, schöpferischer Vorgang, der Bewusstheit erfordert. Positives Denken ist immer bewusstes Denken, negatives Denken dagegen in der Regel unbewusstes Denken – sobald Bewusstheit hinzukommt, lösen sich negative Gedanken automatisch auf.

Heute betrachte ich einen Lebensumstand
und finde passende harmonische Gedankenformen,
die ich in hilfreiche Assoziationsbahnen lenke.

15

Spannungen abschütteln (II)

Nachfolgend die »feinfühligere« Variante der Schüttel-Meditation:

Sie stehen bequem und fest mit beiden Beinen auf der Erde, die Knie leicht gebeugt, die Augen geschlossen. Spüren Sie Ihren festen Stand. Balancieren Sie sich durch leichte Vorwärts-, Rückwärts- und Seitwärtsbewegungen aus. Nach einiger Zeit beginnen Sie, in Ihrem eigenen Tempo zu wippen, als würden Sie auf einem Pferd sitzen. Das Wippen geht in Schütteln über und erfasst den ganzen Körper. Hier können Sie sich auch einen Hund vorstellen, der Wasser von sich abschüttelt. Die Arme bewegen sich mit und der Kopf nickt leicht. Spüren Sie Ihren Körper, wie er sich zunehmend von allein schüttelt. Sie haben dabei die Vorstellung, allen Stress und Ärger abzuschütteln. Wenn Sie das Gefühl haben, dass es reicht, werden Sie langsamer und feiner in der Bewegung. Im Stillstand spüren Sie noch nach und bemerken ein Prickeln und Pulsieren im ganzen Körper. Diese **Übung** wirkt entspannend auf alle Gelenke, erhöht den Energiefluss im Körper und regt den Stoffwechsel an. Sie entspannen, der Stress fließt ab. Sie verfügen über mehr Energie, die im Körper auch besser verteilt wird.

Heute erlaube ich meinem Körper,
Stress und Spannungen abzuschütteln
wie ein nasser Hund das Wasser.

16

Frei vom Rucksack der Belastungen

Manchmal fühlt man sich erdrückt von der Schwere der Belastungen. Die Schultern können den emotionalen, finanziellen, mentalen Druck nicht mehr tragen. Hier brauchen wir ein wenig Erleichterung. Die folgende **Übung**, »das O«, ist sehr einfach und zugleich wirkungsvoll:

Sie verschränken die Finger ineinander und heben dann die Arme über den Kopf, so entsteht ein »O«. Die Arme bleiben über der Kopfmitte. Dann ziehen Sie für zehn Sekunden bis zu einer Minute leicht Ihre Finger auseinander. Lassen Sie dann die Arme locker fallen und schütteln Sie sie leicht aus. Stellen Sie sich vor, eine Pumpbewegung zu machen, im Wechsel anspannen und locker lassen. Der oftmals verspannte Schultermuskel erhält die Botschaft loszulassen und die Psyche entspannt dadurch mit. Die Dehnung der Körpervorderseite ist hilfreich für die Lungen und öffnet psychisch das Herz. Darüber hinaus bekommt Ihre Psyche die Botschaft des »Gehaltenseins«, der Rucksack der Belastungen verschwindet.

Heute halte ich die Arme mit einhakten Fingern
über meinen Kopf, sodass sich ein »O« bildet,
und genieße, wie der Rucksack der Belastungen
dadurch von mir gleitet.

17

Gähn-Meditation

Gähnen entspannt den Kehlkopf und die Halsinnenseite, den Nacken und die Gehirnbasis. Es hilft, »aus dem Kopf« herauszukommen und sich zu erden. Intensives Gähnen lockert den ganzen Körper. Wenn es Ihnen nicht von Anfang an gelingt, »natürlich« zu gähnen, tun Sie einfach so. Nach ein paarmal Üben entsteht ein echtes Gähnen. Dieses soll nun so intensiv wie möglich sein. Gähnen Sie laut, bis Sie eine Entspannung im Nacken fühlen, in den Augen Tränenflüssigkeit entsteht und der Speichelfluss intensiver wird. Sie bekommen ein »watteweiches Gefühl« im Kopf. Alle Anspannung im Denken weicht einer inneren Ruhe. Gähnen regeneriert den Körper. Nach einer kurzen Pause ist der Körper wieder leistungsfähig. Gähnen empfiehlt sich auch bei Einschlafschwierigkeiten, da es schlaffördernd wirkt.

Wann immer ich heute angespannt bin,
gönne ich es mir, entspannt zu gähnen.

18

Prusten und schnauben gegen den Stress

Bei Wut, Ärger und Stress verspannt sich die Ringmuskulatur um den Mund. Wir können nicht mehr entspannt sprechen, vortragen, verhandeln – erst recht nicht küssen. Hier hilft das Prusten.

Übung: Stellen Sie sich vor, ein Pferd zu sein, und schnauben Sie mit den Lippen. Lassen Sie die Luft dabei durch die aufeinanderliegenden Lippen vibrieren. Schnauben Sie sich frei (mindestens zehnmal).

Heute »schnaube ich mich frei«, pruste wie ein Pferd und genieße die daraus erwachsende Entspannung.

19

Nichts mehr schlucken, was nicht zu Ihnen gehört

Nachfolgend eine simple und hilfreiche **Sofort-Übung**, die Sie einsetzen können, wenn Sie sich geärgert haben oder das Gefühl haben, etwas schlucken zu müssen, was Ihnen nicht passt. Diese Übung ist sehr befreiend und einfach, auch wenn Sie sich vielleicht erst einmal ein wenig merkwürdig anhört. Es ist genau das, was Tiere tun, nachdem sie etwas Unverdauliches geschluckt haben: Sie würgen es wieder heraus. Für uns liegt der positive Effekt dieser Übung im Zusammenhang mit unserem Unterbewusstsein: Indem wir dieses archaische Verhalten sozusagen übernehmen, also Unverdauliches herauswürgen, lassen wir auch Seelisches, das wir schlucken mussten, wieder los.

Ob es ein Rüffel vom Chef ist oder eine blöde Bemerkung vom Nachbarn – stellen Sie sich vor, den ganzen Stress und Ärger, den Sie heruntergeschluckt haben, hochzuwürgen und auszuspucken. Natürlich brauchen Sie nicht tatsächlich zu würgen und zu spucken, es ist völlig ausreichend, entsprechende Geräusche von sich zu geben. Das ist enorm befreiend, so kann Ärger weder auf den Magen schlagen noch die Leber belasten.

Sobald ich das Gefühl habe,
etwas schlucken zu müssen,
tue ich so, als ob ich den Ärger hochwürge
und ausspucke, und bin frei davon.

20

Summen im Sitzen

Summen kann Ihnen enorm helfen, Stress abzubauen. Stellen Sie sich vor, ein Auto zu sein, bei dem die Zündkerzen falsch eingestellt sind und dessen Motor »stottert«. Das Summen sorgt dafür, dass Ihre inneren Motoren wieder rundlaufen.

Übung: Setzen Sie sich hin und summen Sie z. B. 15 Minuten vor sich hin. Variieren Sie, wenn Sie möchten, ein wenig in Dauer, Lautstärke und Höhe, bis Sie Ihre Frequenz gefunden haben. Treiben Sie den Summton weder voran, noch unterdrücken Sie ihn. Lassen Sie den Ton sich im Körper ausbreiten. Achten Sie darauf, dass er gleichmäßig durch Ihren Körper strömt. Durch das Summen beginnt Ihre Energie ausgeglichener zu fließen. Abgekapselte Regionen im Gehirn wie im Körper werden miteinbezogen, man fühlt sich kompletter.

Tipp: Ein besonderer Genuss ist das Summen mit einem Partner. Hierbei sitzen sich beide gegenüber und halten sich locker an den Händen, während sie summen. Wer eine geeignete Musik für die Summ-Meditation sucht, findet sie mit der CD »Nadabrahma-Meditation«, bestellbar im Buchhandel oder im Internet..

Heute mache ich eine 15-minütige Summ-Meditation, alleine oder mit meinem Partner.

21

Summen im Liegen

Ob Sie Ihre Summ-Meditation im Sitzen oder im Liegen machen, beides hat seine Vorteile. Summen Sie im Sitzen, ist die Konzentration höher. Im Liegen ist Ihr Körper entspannter, die Hände sind frei, um Ihre Körperenergien auszugleichen.

1. Zuerst einmal summen Sie etwa zehnmal in die Region Schambein-Steißbein (sogenanntes Wurzelzentrum). Die Hände liegen auf dem Schambein. Spüren Sie, wie das Schambein durch das Summen vibriert.
2. Dann summen Sie etwa zehnmal in das Nabelzentrum in Höhe des Bauchnabels, während die Hände dort liegen.
3. Danach summen Sie etwa zehnmal in den Solarplexus/ Magen, auf dem die Hände liegen.
4. Nun summen Sie in das spirituelle Herz, die Thymusdrüse in der Brustmitte.
5. Summen Sie etwa zehnmal in den Hals, spüren Sie die Weite im Hals.
6. Dann summen Sie etwa zehnmal in die Stirn, der Kopf wird frei und klar.
7. Abschließend summen Sie etwa zehnmal in die Schädelspitze.

Heute summe ich im Liegen in meinen Körper und genieße die daraus erwachsende Entspannung.

22

Eine Hilfe bei Wetterfühligkeit

Die folgende Übung ist absolut simpel, aber sie hilft, um insbesondere bei Witterungsumschwüngen wieder in die Balance zu kommen. Unser Gleichgewichtsorgan sind die Ohren. Wenn wir also Zugang zu unserer Mitte (dem Nabelzentrum) suchen, berühren wir gleichzeitig die Ohren und den Nabel. Sie glauben das nicht? Dann probieren Sie es einfach aus.

Übung: Die rechte Hand berührt die kleine Vertiefung HINTER dem Ohr (schräg oben hinten ist eine kleine Einbuchtung, hier wird das Gleichgewichtszentrum stimuliert), die linke Hand berührt den Bauchnabel. Halten Sie diese Punkte so lange, bis Sie im Bauchnabel ein leichtes Pulsieren spüren (meist nach ein bis zwei Minuten). Danach wechseln Sie die Seiten. Diese Übung hilft übrigens auch, wenn Sie nicht wetterfühlig sind, um ins innere und äußere Gleichgewicht zu kommen.

Heute verbinde ich den Gleichgewichtspunkt
hinter dem Ohr mit meinem Bauchnabel
und komme dadurch ins Gleichgewicht.

23

Ohren ausrollen

Bei Stress kann es immer wieder passieren, dass die Wahrnehmung abgeschaltet wird. Wir verlieren die Konzentration, driften ab. Hier hilft das »Ohrenausrollen«.

Übung: Sie greifen dort an den oberen Ohrrand, wo er in den Schädel übergeht. Nun ziehen Sie ihn ein wenig nach außen und rollen ihn zugleich zwischen Daumen und Fingern nach außen, fast so, als sei es unanständig, mit eingerolltem Ohrrand herumzulaufen. Sie arbeiten sich die ganze Ohrmuschel entlang, bis Sie an den Ohrläppchen angekommen sind, die Sie leicht nach unten ziehen. Sie wiederholen diese Übung fünf- bis zehnmal. Hierbei können Sie mit beiden Händen gleichzeitig arbeiten, d.h., die rechte Hand rollt den rechten, die linke den linken Ohrrand aus. Danach spüren Sie nach und erleben, dass Ihre Wahrnehmung sich wieder geöffnet hat. Die Ohren sind wieder aufnahmebereit, die Durchblutung wurde angeregt, Druck und Schmerz im Kopf haben nachgelassen und Sie sind wieder einsatzfähig.

Heute rolle ich den Ohrrand aus
und genieße die Entspannung.

24

Stirnhöcker über Kreuz halten (II)

Die bereits erwähnten Stirnbeinhöcker befinden sich in der Mitte zwischen Augenbrauen und Haaransatz, in der gedachten Verlängerung der Pupille. Sie spüren sie deutlich, wenn Sie Ihre Stirn abtasten, da sie wie zwei Ecken leicht nach außen zeigen. Besondere Wirkung hat das Berühren der Stirnbeinhöcker, wenn Sie sie über Kreuz halten.

Übung: Fassen Sie mit den Händen von oben an die Stirnhälften (die Ellenbogen zeigen zur Decke). Der rechte Mittelfinger berührt den linken Stirnbeinhöcker, der linke Mittelfinger den rechten. Dadurch ist jede Hand der Hälfte des Gehirns zugeordnet, die diese Körperseite steuert. Halten Sie die Stirnbeinhöcker ein bis zwei Minuten, drücken Sie am Ende noch einmal etwas fester nach, sodass Sie sie auch nach der Übung noch etwas nachspüren können. Auch hier ist Ihr persönliches Empfinden ausschlaggebend für die Intensität und Art der Berührung. Sie werden sich nach der Übung ausbalanciert, einsatzbereit und ausgeglichen fühlen.

Heute halte ich die Stirnbeinhöcker über Kreuz.

25

Erfolg visualisieren – ohne Stress

Wenn Sie die Stirnbeinhöcker über Kreuz halten (vgl. Tipp vom 24. Dezember), sind dadurch Ihr ganzheitliches, kreatives Denken (rechte Gehirnhälfte) und Ihr logischer Verstand (linke Gehirnhälfte) gleichgeschaltet. Deshalb ist es empfehlenswert, diese Übung mit einer Erfolgs-Visualisierung zu verbinden.

Übung: Wann immer eine anstrengende Aufgabe oder Herausforderung auf Sie zukommt, visualisieren Sie den erfolgreichen Verlauf der Arbeit, der Verhandlung, des Projektes, während Sie die Stirnbeinhöcker über Kreuz halten. Dies darf ruhig einige Minuten dauern. Die Energien sind dadurch vorbereitet, um Ihnen bei Ihrem gewünschten Erfolg zu helfen.

Heute visualisiere ich den erfolgreichen Verlauf eines Vorhabens, während ich die Stirnbeinhöcker über Kreuz halte.

26

Die Zentrierungshaltung

Die Zentrierungshaltung stärkt das Konzentrationsgefühl und das Empfinden der eigenen Mitte.

Übung: Stellen Sie beide Füße nebeneinander, am besten so eng, dass die großen Zehen sich berühren (eventuell Schuhe ausziehen). Legen Sie die Fingerspitzen aneinander, d.h., der rechte Daumen berührt den linken Daumen, der rechte Zeigefinger den linken Zeigefinger usw. Schließen Sie nun die Augen und achten Sie lediglich darauf, dass der Druck, mit dem alle fünf Fingerpaare sich berühren, gleichmäßig ist. Fühlen Sie in die Fingerspitzen hinein, während Sie Ihren Atem beobachten. Die Fingergelenke sind dabei weich und entspannt und leicht gebeugt. Denken Sie dabei: »Ich konzentriere mich in mir selbst!« Dann öffnen Sie die Finger, stellen die Füße wieder ein wenig auseinander und spüren Ihre neu gewonnene Zentrierung.

Heute zentriere ich mich, indem ich die Fingerspitzen meiner Hände zusammenlege und mich darauf konzentriere.

27

Den Nacken kreisen lassen

Nackenkreisen kann insbesondere bei Schreibtischarbeiten helfen, den Schultergürtel zu entspannen – Sie können wieder klar denken.

Übung: Beginnen Sie mit dem Nackenkreisen mit geschlossenen Augen und leicht geöffnetem Mund zur einen Seite, beispielsweise rechtsherum. Achten Sie darauf, dass Sie hinten nicht überdehnen. Wenn Sie spüren, dass eine Stelle schmerzt, verharren Sie in ihr und atmen ein wenig hinein, bevor Sie den Kopf weiterdrehen. Kreisen Sie langsam und genussvoll. Nach etwa fünf Umkreisungen machen Sie eine kleine Pause und wechseln die Richtung. Danach die Schultern ein paarmal hoch- und herunterbewegen und dabei ausschütteln.

Heute entspanne ich mich durch Nackenkreisen.

28

Die Welt halten

Nachfolgend eine wunderbare **Übung**, um Energie aufzubauen:

Stellen Sie sich gerade hin. Die Füße sind ca. schulterbreit auseinander, die Knie leicht gebeugt, die Fußspitzen zeigen nach vorne. In dieser Haltung gehen Ihre Arme leicht nach vorne, so als wollten sie einen sehr weiten Kreis bilden. Die Ellenbogen folgen diesem Kreisverlauf, sie stehen ebenso wenig eckig hervor wie die Handgelenke. Wenn Ihre Finger etwa in Höhe des Bauchnabels sind, werden Sie eine Art »energetische Schiene« bemerken, in der die Hände wie von selbst fast schwerelos gehalten werden. Stellen Sie sich vor, in Ihren Armen einen Ball oder eine Weltkugel zu halten. Die Hände sind dabei etwa 50 cm voneinander entfernt, Sie werden auch dort den richtigen Abstand spüren. Verharren Sie in dieser Haltung etwa fünf Minuten, ohne sich zu bewegen. Sie werden feststellen, dass eine kraftvolle Energie Ihren ganzen Körper durchströmt.

Heute baue ich Energie auf,
indem ich die Position »Die Welt halten« einnehme:
breitbeinig, mit lockeren Knien
und nach vorne geschobenen Armen.

29

Schuhplattler

Neueste Forschungen zum Zusammenhang zwischen Gehirnregionen und Krankheiten haben ergeben, dass Krankheiten jeweils in der rechten oder linken Gehirnhälfte »gespeichert« werden, aber nie in beiden Gehirnhälften gleichzeitig. Dies bedeutet, dass ein Körper, dessen Gehirn komplett synchronisiert ist, automatisch in Gesundheit leben müsste. Die Desintegration beider Gehirnhälften kann dagegen für eventuelle spätere Krankheiten sorgen. Die Psychologen Delacato und Doman entdeckten vor etwa 40 Jahren, dass sich durch Überkreuzbewegungen die Gehirnhälften in gewissem Maß ausbalancieren.

Übung: Führen Sie die linke Hand hinter Ihren Rücken und berühren Sie damit die rechte Ferse. Dann wechseln Sie die Seiten. Bringen Sie nun vor dem Körper den linken Ellenbogen und das angehobene rechte Knie zusammen und wechseln auch hier die Seiten. Beginnen Sie von vorne, ca. zehn Durchgänge oder fünf Minuten lang.

Heute synchronisiere ich meine Gehirnhälften durch Überkreuzbewegungen.

30

Zwillinge malen

Eine einfache und effektive **Übung**, um die beiden Gehirnhälften auszugleichen:

Malen Sie Zwillinge. Nehmen Sie in die rechte und die linke Hand je einen Filzstift und malen Sie gleichzeitig zwei Figuren, die möglichst gleich aussehen. Mit der rechten Hand gestalten Sie den rechten Zwilling, mit der linken Hand den linken Zwilling. Beginnen Sie mit den Gesichtern, zwei Kreisen, das ist relativ leicht. Schwieriger wird es, wenn Sie beginnen, die Herzen oder die Finger zu malen. Lassen Sie sich Zeit.

Nutzen der Übung: Das Gehirn wird synchronisiert, der Stress wird abgeschaltet, Sie sind wieder ausgeglichen. Wenn Sie in dieser Übung fortgeschritten sind, können Sie auch ganze Landschaften, Symbole und vieles andere »doppelt« malen, so als hätten Sie einen Spiegel in der Blattmitte aufgestellt.

Heute synchronisiere ich meine Gehirnhälften,
indem ich Zwillinge male, den einen mit der einen
und den anderen gleichzeitig mit der anderen Hand.

31

Erfolgserlebnisse sammeln

Wir sind viel zu sehr auf das Negative programmiert. Deshalb ist es wichtig, sich auch einmal auf das zu konzentrieren, was wir richtiggemacht haben.

Übung: Konzentrieren Sie sich abends auf die Frage: »Was habe ich heute RICHTIGGEMACHT?« Wenn Sie wollen, lassen Sie Ihr ganzes Leben noch einmal im Zeitraffer ablaufen und notieren Sie die Entscheidungen und Handlungen, bei denen Sie etwas richtiggemacht haben. Dort, wo Sie glauben, etwas falsch gemacht zu haben, notieren Sie die Erkenntnisse und Wachstumsprozesse, die Ihnen aus diesen scheinbaren Fehlern zugewachsen sind.

Heute sammle ich Erfolgserlebnisse und erkenne mich für die Dinge an, die ich richtiggemacht habe.

Fünf goldene Zusatzübungen

1. Streit und Disharmonie ausschwingen

Die folgende Übung empfiehlt sich nach Meinungsverschiedenheiten, bei Zorn, Streit oder auch wenn man spürt, dass man kurz davor ist, aus Wut unüberlegt zu handeln. Das Funktionieren dieser Übung hängt mit der Gehirnhälftensynchronisation zusammen und mit Augenstellungen, die gehirnphysiologisch bestimmten Emotionen zugeordnet werden. Sie ist verblüffend einfach und trotzdem wirkungsvoll. Die **Übung** besteht aus fünf Schritten:

1. Die Augen schauen nach links oben, Ellenbogen und Knie machen Überkreuzbewegungen vor dem Körper, d.h., der rechte Ellenbogen geht zum linken Knie und umgekehrt (je zehnmal).
2. Die Augen schauen nach rechts unten. Diesmal sind die Bewegungen gleichseitig, d.h. rechter Ellenbogen zum rechten Knie, linker Ellenbogen zum linken Knie (je zehnmal).
3. Die Augen schauen geradeaus. Machen Sie dabei die Überkreuz- und die gleichseitigen Bewegungen abwechselnd und zwar jeweils 2×2 Überkreuzbewegungen und danach 2×2 gleichseitige Bewegungen. Wechseln Sie insgesamt fünfmal.
4. Schließen Sie die Augen und fahren Sie mit dem Wechsel von Überkreuz- und gleichseitigen Bewegungen fort.
5. Halten Sie inne und spüren Sie, wie eine Leichtigkeit, oftmals sogar ein Lächeln in Ihnen aufsteigt.

Heute schwinge ich Streit und Disharmonie aus meinem Körper aus, indem ich Überkreuz- und gleichseitige Arm-Bein-Bewegungen kombiniere.

2. Beckenkreisen im Sitzen

Das Beckenkreisen im Sitzen dient vor allem dem freien Fluss der Rückenmarksflüssigkeit. Stellen Sie sich Blumen vor, deren Stängel geknickt sind. Solche Blumen lassen leicht die Köpfe hängen. Ähnlich ist es mit uns, wenn die Rückenmarksflüssigkeit nicht mehr frei fließen kann.

Übung: Setzen Sie sich auf den Boden. Die Füße stehen nebeneinander. Die Knie sind leicht angezogen. Stützen Sie sich mit den Händen hinter dem Körper ab. Schließen Sie die Augen und beginnen Sie, mit dem Becken zu kreisen. Achten Sie auf eine gleichmäßige Atmung und darauf, was in Ihrem Körper geschieht. Erlauben Sie den Energien, frei zu fließen. Üben Sie ca. fünf Minuten (Wecker stellen).

Heute rege ich den Fluss der Rückenmarksflüssigkeit an, indem ich im Sitzen auf dem Boden mit dem Becken kreise.

3. Rumkugeln

Mit Rumkugeln ist diesmal nichts Süßes gemeint, sondern eine **Übung,** mit der Sie Ihre Wirbelsäule durch den Fußboden massieren lassen. Danach fühlen Sie sich entspannt und locker.

Übung: Setzen Sie sich in den Schneidersitz auf den Fußboden. Umfassen Sie Ihre Zehen mit den Händen: Die rechte Hand hält die Zehen des linken Fußes, die linke die des rechten Fußes. Dann rollen Sie sich zehnmal von hinten nach vorne und zurück. Kugeln Sie nicht zu schnell, spüren Sie, wie jeder Wirbel sich einzeln abrollt. Lassen Sie den Atem frei fließen. In der Regel werden Sie beim Zurückrollen ausatmen und bei der Vorwärtsbewegung einatmen. Spüren Sie, wie durch diese Übung die Durchblutung im Kopf und der Energiefluss in der Wirbelsäule angeregt werden.

Heute »kugle« ich auf dem Boden und genieße, wie der Fußboden dadurch meine Wirbelsäule leicht massiert und die Energien zum Fließen bringt.

4. »Annehmbare« Vorschläge machen

Im Umgang mit anderen Menschen versuchen wir oft, andere zu missionieren. Wir versuchen unseren Vorschlag durchzusetzen, doch je vehementer wir unsere Ideen vertreten, umso hartnäckiger weigert sich der andere, sie anzunehmen. Dies ergibt Stress. Mit den Vorschlägen ist ein Geheimnis verbunden: Je leichter und unforcierter sie präsentiert werden, umso eher ist der andere geneigt, sie anzunehmen. Jeder Vorschlag, den wir unterbreiten, muss nämlich die »Egomauer« des anderen passieren, und je dezenter und feinfühliger wir unsere Idee anbieten, umso größer ist die Chance, dass sie angenommen wird. Wir sollten also weder versuchen, unsere Ideen dem anderen aufzudrücken, noch ihn manipulieren. Hier können wir von den Kurtisanen lernen, die mit »einfachen Vorschlägen« die Könige der Welt in ihrem Sinne beeinflusst haben.

Statt meine Anliegen mit Gewalt durchzusetzen, versuche ich es einmal mit einem dezenten, feinfühlig geäußerten Vorschlag.

5. Ein konzentrationsstärkender Scharfmacher

Paprika, Tomaten und Gurken enthalten wertvolle Inhaltsstoffe, mit denen sich die Konzentration stärken lässt, z.B. gerade im Nachmittagstief. Warum nicht alles miteinander kombinieren? Waschen Sie eine Paprika und vier Tomaten, fügen Sie eine geschälte Salatgurke hinzu. All dies pürieren Sie zusammen mit einem Bund glatter Petersilie und einem Glas Wasser. Würzen Sie das Ganze mit Tabasco oder Salz und Pfeffer.

Heute probiere ich einen selbst gemachten Konzentrations-Förder-Trunk, z.B. aus Tomaten, Gurke, Paprika, Tabasco.

Nachwort

Wahre Größe

»Ahnst du zu Höh'rem dich geboren,
dann lausch nach innen, werde still;
nicht im Gerede kluger Toren
erfährst du, was dein Schöpfer will.

Lässt dich der Ew'ge dann erheben,
erkennen, dass du göttlich bist;
erfühlst du, was es heißt zu leben,
und weißt, was wahre Größe ist.

Gano Yah

Ich hoffe, Sie hatten mit diesem Buch viel Freude. Was Ihnen in diesem Jahr dauerhaft geholfen hat, nehmen Sie getrost mit in Ihre Zukunft. Ich wünsche Ihnen ein stressfreies und erfolgreiches Leben.

Ihr
Kurt Tepperwein

Stichwortverzeichnis